TRÉPANATION MASTOÏDIENNE ÉLARGIE

ET

ATTICOTOMIE TRANSMASTOÏDIENNE

(ÉVIDEMENT PARTIEL)

PAR

Le Dr Maurice SOURDILLE

ANCIEN INTERNE DES HOPITAUX DE PARIS

PARIS

OCTAVE DOIN ET FILS, ÉDITEURS

8, PLACE DE L'ODÉON, 8

1915

TRÉPANATION MASTOÏDIENNE ÉLARGIE

ET

ATTICOTOMIE TRANSMASTOÏDIENNE

(ÉVIDEMENT PARTIEL)

TRAVAIL DU SERVICE DU DOCTEUR M. LERMOYEZ

TRÉPANATION MASTOÏDIENNE ÉLARGIE

ET

ATTICOTOMIE TRANSMASTOÏDIENNE

(ÉVIDEMENT PARTIEL)

PAR

Le Dr Maurice SOURDILLE

ANCIEN INTERNE DES HOPITAUX DE PARIS

PARIS

OCTAVE DOIN ET FILS, ÉDITEURS

8, PLACE DE L'ODÉON, 8

1915

TRÉPANATION MASTOÏDIENNE ÉLARGIE

ET

ATTICOTOMIE TRANSMASTOÏDIENNE

(ÉVIDEMENT PARTIEL)

CHAPITRE PREMIER

GÉNÉRALITÉS — HISTORIQUE

Si nous considérons les suppurations chroniques non tuberculeuses de l'oreille moyenne au point de vue de leur thérapeutique locale, nous sommes amenés à les diviser en deux grandes catégories.

La première comprend les otorrhées que l'on peut tarir par un traitement auriculaire *médical*, associé ou non à une intervention chirurgicale à distance, pharyngo-nasale, telle qu'ablation de végétations adénoïdes infectantes, de queues de cornet hypertrophiées, etc. Ces formes correspondent ordinairement à des lésions superficielles, limitées à la muqueuse et aux glandes; les *suppurations de la trompe* en constituent le type : elles sont relativement peu dangereuses.

La seconde comprend celles, qui, rebelles à un traitement médical bien conduit, nécessitent par le siège, la nature ou l'étendue des lésions qui l'entretiennent une *intervention chirurgicale locale, ablation des osselets ou évidement pétro-mastoïdien*. Ce groupe renferme presqu'exclusivement les *suppu-*

rations attico-antrales. Elles sont *graves* par le danger permanent de leur propagation aux organes voisins : labyrinthe et méninges, sinus latéral, cerveau et cervelet.

Ces deux variétés d'otorrhée, distinctes par leur gravité et l'importance des interventions qu'elles exigent, comportent encore un *pronostic fonctionnel* très différent.

Dans la première, l'audition ne subit aucun dommage du fait même du traitement appliqué. Sa valeur dépend uniquement de l'étendue des lésions causées par l'infection : elle peut revenir à la normale ou tout au moins en être voisine. Dans les cas moins favorables, la responsabilité en incombe à la maladie non à l'otologiste.

Il n'en est plus de même dans la seconde. Après échec du traitement médical, certainement un peu timide, nous tombons, sans transition, dans des traitements mutilateurs. A bien considérer l'oreille moyenne, il n'y a que deux parties constituantes : le *contenant*, c'est-à-dire la coque osseuse extérieure pétro-tympano-squameuse, dont le seul but est de soutenir et de protéger le *contenu*, le tympan et la chaîne des osselets, *portion noble, seule fonctionnelle* en tant qu'organe de transmission des ondes sonores. Or qu'il s'agisse d'ossiculectomie ou de cure radicale, la partie physiologiquement utile de la caisse du tympan disparaît

Si l'on veut bien accorder quelque raison d'être à l'oreille moyenne, et vraisemblablement quelque rôle dans la fonction auditive, il est difficile de nier qu'une telle « amputation » ne puisse entraîner une gêne fonctionnelle considérable. Le labyrinthe, il est vrai, peut encore recevoir directement les ondes sonores par l'intermédiaire de ses deux fenêtres ; mais il est privé du secours que lui apporte son appareil renforçateur et accommodateur.

Dans ces conditions, la perception des sons graves disparaît, et la distance moyenne d'audition de la voix basse n'excède guère *un mètre cinquante*. En pratique, suivant l'état

-cicatriciel de la paroi interne de la caisse, cette limite est souvent abaissée à un mètre et même à quatre-vingts centimètres. C'est la valeur moyenne, qu'après bien d'autres, nous avons trouvé à l'examen acoumétrique de nombreux malades évidés ou ossiculectomisés. Perte fonctionnelle totale de l'oreille moyenne n'est donc pas synonyme de perte totale de l'audition à la voix basse. *La suppression de l'appareil de transmission n'entraîne de déficit que si l'audition était, antérieurement à l'opération, supérieure à un mètre.* Elle peut au contraire être suivie d'un gain notable si les lésions de la caisse isolaient pour ainsi dire le labyrinthe de l'extérieur. Ici l'audition réduite à quelques centimètres peut tripler, quadrupler, mais sans dépasser cette limite de un mètre, un mètre cinquante.

Ainsi peut-on concilier les opinions divergentes des otologistes sur les résultats fonctionnels de l'ossiculectomie et de l'évidement pétro-mastoïdien : certains constatent une amélioration, ou tout au moins le *statu quo*, d'autres une aggravation. En réalité tout dépend de l'audition antérieure; l'intervention tend à la ramener à une valeur moyenne de *un mètre* pour la voix basse; c'est-à-dire, le *dixième environ de l'acuité auditive normale!*

Enfin, chez les évidés, dans une proportion encore mal définie, l'on assiste à une diminution progressive de la sensibilité labyrinthique qui conduit en quelques années à une *surdité totale* de l'oreille opérée.

Des résultats fonctionnels aussi médiocres rendaient une réaction fatale. On fut ainsi amené à chercher une opération conservatrice de l'organe et de la fonction, capable cependant d'agir sur la suppuration avec autant de succès que celles jusqu'ici employées. Laissant de côté l'ossiculectomie, qui semble avoir toujours joui d'une faveur inexpliquée, l'on s'attaqua à la reine du moment : la radicale. HEATH crut l'avoir détrônée lorsqu'il y a dix ans, en décembre 1904, il proposa à la Société otologique de Londres un procédé opératoire qu'il désigna sous le nom de « *Opération radicale modifiée* ». Son but était de conserver l'audition, voire même de l'améliorer, par le maintien du tympan et des osselets. La suppression de l'antre, qu'il considérait comme le foyer principal sinon exclusif des lésions, devait suffir à tarir l'écoulement. Ce temps de la radicale était le seul nécessaire ; l'attique et la caisse ne présentaient, selon lui, presque jamais de lésions si graves qu'elles ne puissent rétrocéder après la suppression du courant purulent venu de l'antre.

Il complétait toutefois cette antrotomie par l'abrasion du massif du facial, la plastique du conduit et la suture de la plaie rétro-auriculaire. La perforation tympanique curettée et agrandie si besoin suffisait à assurer le drainage de la caisse.

A l'appui de sa théorie, HEATH apportait dans une seconde publication parue au mois d'août 1906 le résultat de dix cas opérés suivant son procédé. Sur ces dix cas, huit présentaient des signes de mastoïdite aiguë avec écoulement d'oreille plus ou moins ancien et perforation de la membrane du tympan.

Des collègues ayant émis quelques doutes sur la valeur de son opération dans le cas de suppuration nette de l'attique, HEATH, dans un troisième travail, en avril 1907, publiait cinq observations, dont trois de « maladie de l'attique » avec perforation de la membrane de SHRAPNELL.

Si les observations produites par HEATH ne furent pas sans donner prise à la critique, l'idée du moins méritait l'attention. L'insistance avec laquelle il revint sur cette question eut raison des résistances.

C'est en Amérique que cette opération trouva ses premiers adeptes. SOHIER-BRYANT, de New-York, l'exécute pour la première fois en juillet 1905 et écrit l'année suivante différents articles sur ce procédé. Puis ce sont les publications de BALLENGER, en 1908, de EILER et KOPETZKI en 1909 (1).

---

(1) Il nous a été impossible de nous procurer ces divers articles américains.

En 1908, elle fait son apparition à la Société otologique de Vienne : BONDY la présente avec quelques modifications dont la principale est la suppression systématique de la paroi externe de l'attique.

Avec cette estampille, elle pénètre en Allemagne où elle prend le nom d' « opération Radicale conservatrice »; mais là nous ne la suivrons pas dans ses périgrinations.

C'est notre confrère et ami MAHU qui sous le nom plus juste d'*évidement partiel*, l'introduit en France en 1910. Dans son travail, il rapporte deux observations de malades opérés avec succès. Notre collègue et ami PAUL-BONCOUR, deux ans plus tard, exposait dans les « Annales des maladies de l'oreille » les différentes techniques jusqu'alors proposées.

Mais la discussion de ce procédé n'eut véritablement lieu qu'à Boston, en 1912, à l'une des séances du Congrès otologique international, à propos d'une communication de HEATH. Elle aboutit au rejet complet de la méthode en tant qu'opération capable de se substituer à la radicale.

Enfin le rapport de PLUMMER et HARRIS MOSHER sur les résultats de sept cas opérés pas HEATH lui-même à Boston, pendant la période du Congrès, montra le peu de succès de son procédé. Sur trois cas de suppuration chronique qu'il opéra, l'un dut être transformé secondairement en évidement complet; les deux autres suppuraient encore après sept mois de pansements!

C'est à cette époque que sur les conseils de notre maître LERMOYEZ, nous avons entrepris, dans son service, l'étude de l'évidement partiel. Si, deux ans plus tard, nous persistons à en faire le sujet de notre thèse, c'est que nous le croyons, *mais sous une interprétation différente*, capable de rendre de grands services.

Malgré le grand nombre de publications parues sur cette question, celle-ci ne nous a pas semblé épuisée. Si l'on trouve au complet la description des procédés, la critique de leur valeur thérapeutique, leurs indications et certains points de leur technique opératoire ont encore besoin d'être précisés. Il semble que le souci principal de leurs promoteurs ait été d'en faire une opération capable de se substituer à la radicale type. Le défaut d'analyse des caractères essentiels de l'une et de l'autre entraîna l'imprécision des indications opératoires, puis leur échec.

C'est la radicale que l'on a visé : c'est, selon nous, l'ossiculectomie qui fut atteinte, du moins dans une de ses indications classiques principales : les suppurations de SHRAPNELL.

CHAPITRE II

ANALYSE DES PROCÉDÉS

Sous le même nom d' « *évidement partiel* » nous devons désigner deux procédés opératoires bien différents par leurs indications, leurs difficultés et leurs conséquences; c'est déjà là une preuve que ce qualificatif ne s'applique exactement ni à l'un, ni à l'autre.

Le premier est « la radicale modifiée » ou opération de HEATH.

Le second, qui dérive du premier, est « la radicale conservatrice » connue encore sous le nom d'opération de BONDY. Nous avons déjà dans les pages précédentes rapidement esquissé ces deux procédés : analysons les maintenant un peu plus à fond.

La « Radicale modifiée ».

Elle comporte suivant le technique de HEATH cinq temps principaux :

1ᵉʳ temps. — Incision des téguments immédiatement en arrière du sillon rétro-auriculaire et rugination du périoste mastoïdien. Les lèvres de la plaie sont confiées à deux écarteurs qui découvrent le champ opératoire. Décollement avec précaution du conduit auditif externe membraneux jusqu'au voisinage de la membrane du tympan qui, dès son apparition, est protégée par un petit tampon de gaze.

2ᵉ temps. — C'est la trépanation de l'antre : elle se fait suivant le procédé habituel au lieu d'élection.

L'antre trouvé est exploré à l'aide d'un petit stylet coudé qui renseigne sur ses dimensions et son état pathologique. Il est ensuite largement ouvert ainsi que les cellules mastoïdiennes limitrophes. La paroi externe de l'aditus, le mur de la logette sont suivant les cas plus ou moins réséqués, mais *jamais en totalité car l'on doit conserver tout autour du tympan un cercle osseux* qui lui serve de soutien et protège en même temps la chaîne des osselets.

3ᵉ temps. — Curettage de l'antre et de l'aditus avec des curettes appropriées.

L'extrémité d'une canule spéciale reliée à une poire en caoutchouc est alors introduite dans l'aditus. Une douche d'air pratiquée d'arrière en avant chasse dans le conduit les sécrétions accumulées dans l'attique et la caisse, et fait saillir à l'extérieur les polypes qui peuvent s'insérer sur le bord de la perforation. Celle-ci est curettée et agrandie si besoin pour assurer un bon drainage.

Cela fait, deux petits tampons placés l'un dans l'aditus l'autre contre le tympan protègent la caisse dans les temps suivants.

4ᵉ temps. — Résection à la gouge de la paroi postérieure du conduit auditif externe jusqu'à 3 millimètres du cadre tympanal. La cavité mastoïdienne communique dès lors largement avec l'oreille externe.

5ᵉ temps. — Plastique du conduit à grand lambeau inférieur constitué par la paroi postérieure de sa portion menbraneuse rabattue dans la brèche mastoïdienne.

Suture de la plaie rétro-auriculaire.

PLANCHE I

Figure 1.

Opération radicale modifiée de Heath.

A, Antre et aditus ouverts.
L, Paroi externe de l'attique conservée.
S, Saillie du canal semi-circulaire horizontal.
F, Massif.
T, Membrane du tympan.
C, Paroi antérieure du conduit auditif externe.

La paroi postérieure du conduit auditif membraneux qui doit, à la fin de l'opération, constituer le lambeau plastique a été réséquée pour mieux montrer les détails de la cavité opératoire.

Figure 2.

« *Operation radicale conservatrice.* »
L'antre, l'aditus et l'attique sont ouverts.

En, Enclume.
M, Marteau.
S, Saillie du canal semi-circulaire horizontal.
F, Massif du facial abrasé.
T, Membrane dn tympan.
C, Paroi antérieure du conduit auditif externe.

Comme à la figure 1, et pour la même raison, la paroi postérieure du conduit membraneux a été réséquée. La pièce est vue obliquement d'arrière en avant et de bas en haut.

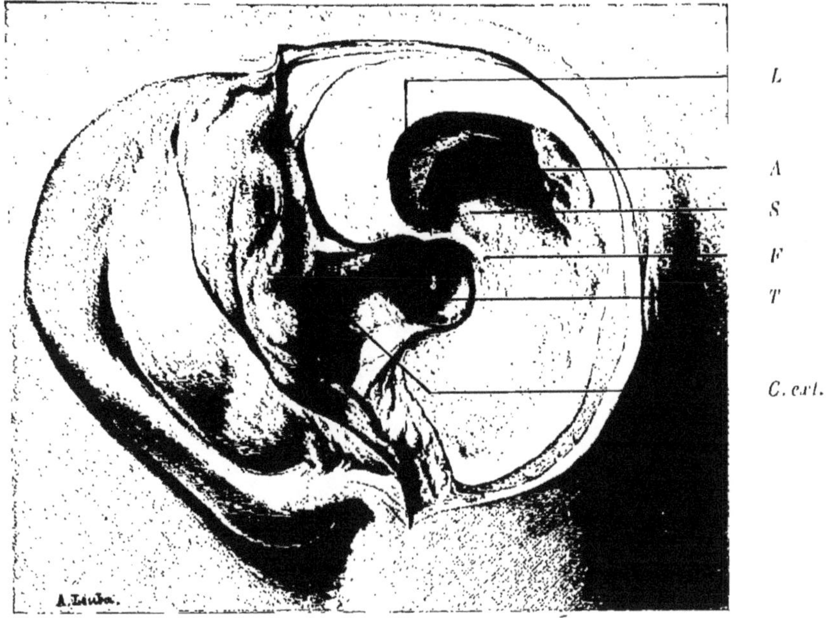

Fig. 1.

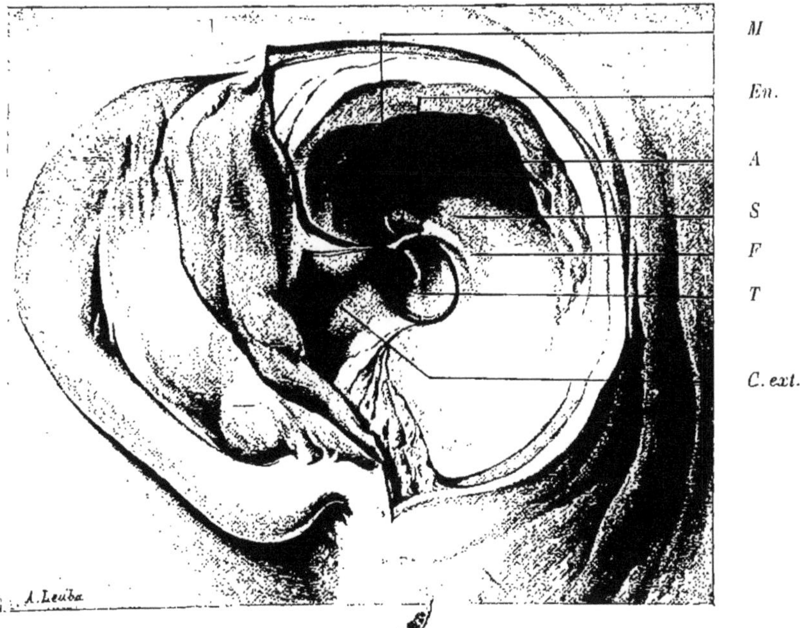

Fig. 2.

Un tube-drain est introduit dans le méat auditif externe élargi; il maintient l'ouverture et permet l'examen et le pansement faciles de la plaie au cours du traitement post-opératoire.

Traitement post-opératoire.

Il consiste en pansements journaliers de la plaie par le conduit.

Chaque fois la canule est introduite dans l'antre puis dans l'aditus et assure soit par une chasse d'air, soit par le jet d'un liquide antiseptique l'expulsion du pus qui s'est accumulé dans la caisse depuis le dernier pansement.

Au bout d'un certain laps de temps, variable avec chaque cas, la suppuration diminue puis cesse; la perforation se cicatrise, la cavité mastoïdienne se comble en partie puis s'épidermise comme dans un évidement complet. La guérison est ainsi obtenue sans que l'on ait atteint en quoique ce soit l'appareil transmetteur, tympan et chaîne des osselets, dont le fonctionnement doit redevenir normal ou à peu près.

II. — La « Radicale conservatrice ».

Ce qui la différencie essentiellement de la précédente, c'est la *résection totale systématique* de la *paroi externe de l'aditus* et du *mur de la logette;* elle entraîne *la disparition du cadre osseux* du tympan dans sa *partie supérieure.*

Elle comporte donc un temps opératoire supplémentaire avec quelques légères modifications dans les autres (BONDY).

1ᵉʳ temps. — Préparation du champ opératoire :

Incision rétro-auriculaire, rugination du périoste et écartement des lèvres de la plaie.

Ce temps s'arrête là : le décollement du conduit membraneux ne doit être pratiqué que plus tard.

2ᵉ temps. — Trépanation large de l'antre et des cellules limitrophes : résection de la paroi externe de l'aditus aussi loin que possible en avant, mais toutefois sans rompre « le pont ». On doit bien apercevoir la saillie du canal semi-circulaire horizontal.

3ᵉ temps. — Curettage soigneux de l'antre et de l'aditus. A ce moment seulement le conduit membraneux doit être décollé et récliné en avant pour permettre d'intervenir sur l'attique.

4ᵉ temps. — Résection totale du mur de la logette en ayant bien soin de ne pas luxer la chaîne des osselets qui se trouve immédiatement en dedans de lui. (Ici les détails techniques manquent : c'est cependant le seul temps vraiment particulier et difficile de l'opération !)

5ᵉ et 6ᵉ temps. — Résection de la paroi postérieure du conduit, plastique et suture de la plaie rétro-auriculaire comme dans toute radicale.

Traitement post-opératoire.

Il consiste en un simple tamponnement lâche de la cavité opératoire.

Au bout de quelques jours, les osselets, marteau et enclume, d'abord nettement visibles, se recouvrent de bourgeons qui les dissimulent au regard puis finissent par les englober complètement.

Il ne reste plus qu'à faciliter la progression de l'épiderme sur ce sommier conjonctif jusqu'à cicatrisation complète.

La comparaison de ces deux procédés à la radicale type nous montre qu'il existe entr'eux une certaine analogie : trépanation de l'antre, ablation plus ou moins étendue du pont osseux jeté sur l'attique, résection du massif facial, plastique du conduit, identité du traitement post-opératoire. Il y a cependant anatomiquement une différence capitale : la conservation au milieu de la plaie opératoire de tout l'appareil transmetteur, tympan et osselets qui peuvent être le siège de lésions profondes.

Avant de chercher à connaître la valeur thérapeutique des deux procédés que nous venons d'analyser, la première question à résoudre est de savoir s'ils méritent vraiment cette dénomination de « radicale ».

Le nom de « cure radicale », et par abréviation de « radicale », n'est pas un terme particulier à l'otologie, et bien avant les spécialistes, les chirurgiens en ont consacré l'emploi. Ce terme général caractérise un certain nombre de procédés opératoires remplissant des conditions déterminées : toute technique qui ne s'y conforme pas entièrement doit être exclue de ce groupe.

Les interventions chirurgicales permettent d'obtenir la guérison d'une affection de deux façons différentes :

1° Les unes suppriment en totalité le foyer de la lésion et transforment les conditions anatomiques de la région de telle sorte que la récidive ne soit plus possible. L'effort de réparation demandé à l'organisme est minimum : on n'exige ordinairement de lui que la simple cicatrisation *de tissus sains.*

2° Les autres, pour conserver un organe dont la fonction peut être plus ou moins indispensable, laissent en place tout ou partie de la lésion et ne cherchent qu'à transformer les conditions anatomo-physiologiques pour faciliter une réparation spontanée. L'effort de l'organisme est ici maximum : il doit assurer la cicatrisation de *tissus malades.*

C'est aux opérations du premier groupe seulement qu'est

applicable le terme de « cure radicale » ; elle doit donc remplir cette double condition :

a) Suppression totale du foyer de la lésion ;
b) Transformation anatomique de la région.

Toute modification à cette opération doit, pour lui conserver ses caractères, porter non sur le but à atteindre, c'est-à-dire la réalisation de ces deux conditions, mais sur les *moyens de l'obtenir*.

Si nous appliquons ces principes aux interventions chirurgicales pratiquées contre les suppurations chroniques de l'oreille moyenne, l'évidement complet de ces cavités est la *seule opération* qui mérite l'appellation de « cure radicale ». Par la suppression totale du contenu de l'oreille moyenne, la résection de sa paroi externe et le curettage soigneux des autres, elle fait disparaître entièrement le foyer des lésions. De plus, elle transforme les conditions anatomo-physiologiques ; ne fait-elle pas d'une série de cavités étroites devenues véritable trajet fistuleux, une large plaie, presque plane, excluant tout danger de rétention et par suite de récidive ?

Des radicales modifiées ? Il en existe déjà deux : la première c'est le procédé, classique aujourd'hui, qui va de l'antre à la caisse, la seconde, c'est la radicale par la « voie du conduit ».

L'opération de HEATH ne peut donc conserver cette dénomination de « radicale modifiée », car elle n'en comporte pas les caractères distinctifs essentiels : la suppression totale de la lésion et la transformation des conditions anatomiques. La modification apportée au type dans son principe et dans sa réalisation est telle qu'elle en fait une opération très différente et qui ne peut rentrer que dans le second groupe décrit.

Il en est de même de la « radicale conservatrice », avec ici cette circonstance aggravante que l'on associe deux termes contradictoires : elle présume une intégrité absolue des organes laissés en place ; cela n'est pas conforme à la réalité.

Toute confusion aurait été évitée si l'on s'en était tenu à une dénomination anatomique.

Qu'est-ce donc que la « radicale modifiée » ?

C'est simplement une trépanation mastoïdienne élargie jusqu'à la paroi externe de l'aditus et à la face postérieure du conduit, ceci entraînant la plastique des parties molles. Conservons lui donc ce nom de « *Trépanation mastoïdienne élargie* » : il indique ses limites anatomiques et renseigne sur sa valeur thérapeutique.

Reste la « radicale conservatrice » : elle consiste en l'ouverture de l'antre, de l'aditus et de l'attique. Si l'on ne considère que la succession des temps opératoires indépendamment de leur raison d'être, ce procédé doit s'appeler « antro-adito-atticotomie ». Mais si l'on veut bien tenir compte que, anatomiquement, ce qui différencie particulièrement ce procédé d'une trépanation mastoïdienne élargie c'est *l'ouverture de l'attique*, et que thérapeutiquement, nous le verrons dans un instant, c'est le but *principal* à atteindre, son caractère dominant est d'être avant tout une *atticomie*.

L'ouverture de l'antre et de l'aditus doit être considérée surtout comme le *moyen d'atteindre l'attique*. C'est pourquoi à la dénomination de « antro-adito-atticotomie », nous proposons de substituer celle de : « *Atticotomie transmastoïdienne* ».

Elle résume le but et le moyen, elle mesure l'étendue dont dépend l'efficacité : l'indication opératoire en découle.

CHAPITRE III

VALEUR THÉRAPEUTIQUE ET INDICATIONS OPÉRATOIRES

La trépanation mastoïdienne élargie et l'atticotomie trans-mastoïdienne, laissant en place, *par principe,* en vue de leur utilisation fonctionnelle ultérieure, des organes qui peuvent être le siège de lésions plus ou moins étendues, ne doivent avoir *qu'un but : la transformation des conditions anatomo-physiologiques de la région.* Pour apprécier la valeur thérapeutique de ces deux procédés et établir les indications opératoires de chacun d'eux, il nous faut savoir :

1° Quelle est cette transformation anatomique ?

2° Comment est-elle capable, étant données les lésions, d'en amener la cicatrisation ?

3° Quand, cette cicatrisation étant obtenue, peut-elle être suivie d'une amélioration de l'ouïe ι

Mais la réponse à ces trois questions suppose une parfaite entente sur l'état anatomo-physiologique normal et pathologique de l'oreille moyenne. Ces sujets ont été l'objet d'innombrables travaux, et sur bon nombre de points l'accord semble à peu près complet aujourd'hui. Toutefois, sans vouloir en reprendre ici l'étude générale, il nous semble nécessaire de revenir sur certains d'entre eux que l'application des procédés que nous traitons a permis de préciser.

I. — Quelques points d'anatomie
et de physiologie normales de l'oreille moyenne.

1° La paroi externe de l'attique.

Sur la coupe vertico-frontale d'un temporal sec que représente la figure 3, nous voyons que cette paroi est formée en totalité par la voûte du conduit auditif externe, c'est-à-dire, la portion basilaire de l'écaille temporale comprise entre deux plans vertico-transversaux passant, par la scissure de GLASER en avant, et l'extrémité postérieure de la branche horizontale de l'enclume en arrière.

Sa dimension entre le point de courbure anguleuse de l'écaille temporale et la fente de RIVINUS est de 14 à 16 millimètres.

Sa hauteur, c'est-à-dire la distance qui sépare la fosse cérébrale moyenne du conduit auditif externe varie de 6 à 10 *millimètres*.

Elle est constituée par deux lames osseuses compactes, l'une supérieure, l'autre inférieure, séparées par du tissu spongieux.

Intimement accolées au niveau de la portion verticale de l'écaille temporale, ces deux lames se séparent l'une de l'autre un peu au-dessus de la racine longitudinale du zygoma. L'une, table interne, corticale interne, se porte horizontalement en dedans pour venir s'unir au niveau de la suture pétro-squameuse à la face antéro-supérieure de la pyramide pétreuse, et former là le tegmen tympani. L'autre, table externe ou corticale externe, continue à descendre verticalement, soulevée par la racine longitudinale du zygoma; elle se coude à angle droit au niveau du pôle supérieur du méat auditif et se porte presque horizontalement en dedans.

Mais tandis que la première se continue avec la pyramide pétreuse, la seconde, après s'être légèrement infléchie en bas et en dedans, se termine au niveau de la caisse du tympan par un bord libre légèrement excavé. Elle forme ainsi la paroi supérieure du conduit auditif externe osseux dans toute son étendue. Concave dans les deux sens, antéro-postérieur et transversal, elle vient s'unir en avant et en arrière du conduit aux deux lèvres de la gouttière tympanale. Enfin, par suite de la direction divergente des deux corticales dans le sens antéro-postérieur, leur écartement augmente progressivement de la scissure de GLASER à la région mastoïdienne.

L'espace compris entre ces deux lames est comblé par du tissu osseux spongieux. Au point où la paroi externe de l'attique se continue en arrière avec la paroi externe de l'aditus, ce tissu spongieux s'avance en dedans jusqu'à une verticale tangente au bord interne libre de la lame osseuse inférieure : à ce niveau la paroi externe de l'attique est donc sensiblement verticale. Mais si on la considère sur un plan plus antérieur, le tissu spongieux, comme refoulé en dehors par les mouvements de la tête du marteau réunie au corps de l'enclume, n'atteint plus le bord interne de la lame inférieure qui s'avance seule vers l'oreille moyenne. La cavité de *l'attique s'élargit d'arrière en avant aux dépens de sa paroi externe*, ou mieux aux dépens du tissu spongieux qui la forme, et vient surplomber le conduit auditif externe.

Une coupe pratiquée à la partie antérieure de la logette montre donc sa paroi externe constituée de deux portions : *l'une supérieure*, presque *verticale* formée par le tissu spongieux; *l'autre inférieure*, presque *horizontale*, formée uniquement par une lamelle de tissu dense, « presque translucide ». C'est cette portion inférieure qui constitue le *mur de la logette* de GELLÉ. Et toute son importance pathologique et thérapeutique tient dans cette expression de FARABEUF : « *il fait plancher à l'attique élargi* ». Vient-il à disparaître, rien ne sépare plus l'attique du conduit auditif externe. A sa partie toute antérieure le mur de la logette se joint au bord antéro-supérieur de la gouttière tympanale : ee bord se prolonge en dedans sur la paroi antérieure de la caisse en passant au-dessus de l'orifice tubaire et forme une crête souvent accusée, *la crête sus-tubaire* limite de la caisse et de l'attique. Au-dessus, la paroi est anfractueuse et creusée de nombreuses cellules. La quantité et l'aspect du tissu spongieux qui forme la paroi externe de l'attique permettent de décrire trois types principaux :

a) *Un type scléreux*, le tissu spongieux est très peu abondant; sa hauteur se trouve réduite à sa plus faible dimension, 5 à 6 millimètres environ.

b) *Un type diploétique*, type moyen, le tissu spongieux est à mailles fines : la hauteur de la paroi externe de l'attique peut atteindre 8 millimètres.

c) *Un type pneumatique* avec tissu aréolaire à grandes mailles donnant à la paroi sa hauteur maxima 8 à 10 millimètres.

Nous verrons l'importance de ces dispositions au chapitre de la technique opératoire.

2° La chaîne des osselets.

A. — SA DISPOSITION TOPOGRAPHIQUE.

Lorsque, sur une préparation fraîche, on examine l'oreille moyenne par sa face supérieure c'est-à-dire, après ablation du tegmen tympani et antri (fig. 4, pl. II), on constate que la tête du marteau, le corps de l'enclume et sa branche horizontale constituent une véritable *cloison osseuse* qui divise

PLANCHE II

FIGURE 3.

Coupe vertico-transversale d'un rocher sec.
(Partie antérieure de la coupe.)

On y remarque la constitution de la voûte du conduit, paroi externe de l'attique.

$c.i$, Corticale interne, lame supérieure.
$c.e$, Corticale externe, lame inférieure.
$t.s$, Tissu spongieux.
$m.l$, Mur de la logette.
$c.t$, Crête sus-tubaire.
Att, Cavité de l'attique.
F, Aqueduc de Fallope.
$f.o$, Fenêtre ovale.
$C.1$, Conduit auditif interne.
$C.2$, Conduit auditif externe.

FIGURE 4.

Vue de l'étage postéro-supérieur de l'oreille moyenne après ablation du tegmen tympani et antri; elle montre la disposition de la cloison ossiculaire et les attiques.

A, Antre.
Ad, Aditus.
En, Corps de l'enclume.
e, Sa branche descendante.
e', Sa branche horizontale.
$P.l.e$, Pli latéral de l'enclume.
M, Tête du marteau.
$T.m$, Tendon du muscle du marteau.
r, Son méso muqueux.
Et, Étrier.
Is, Isthme attico-tympanique.

C₁
f o.
F
Att.
c. i.
l. s.
c. c.
m. l.
c. t.
C₂
A. Leuba

Fig. 3.

M.
P. l. e.
En.
c.
i.
r.
Ad
T. m.
A.
Et.
Is.
A. Leuba

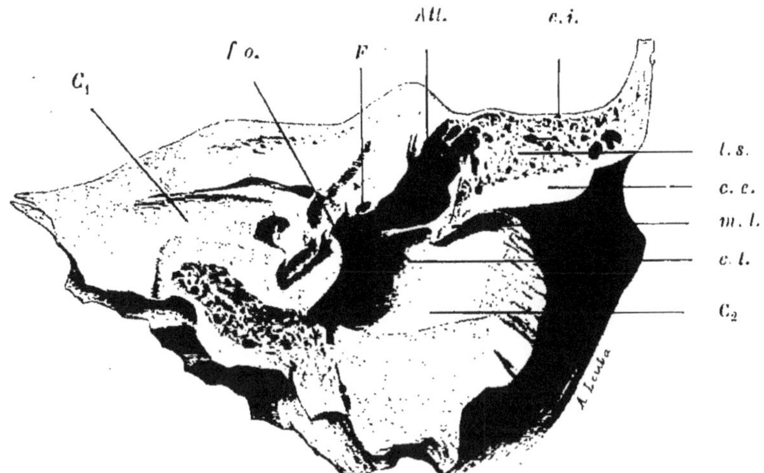

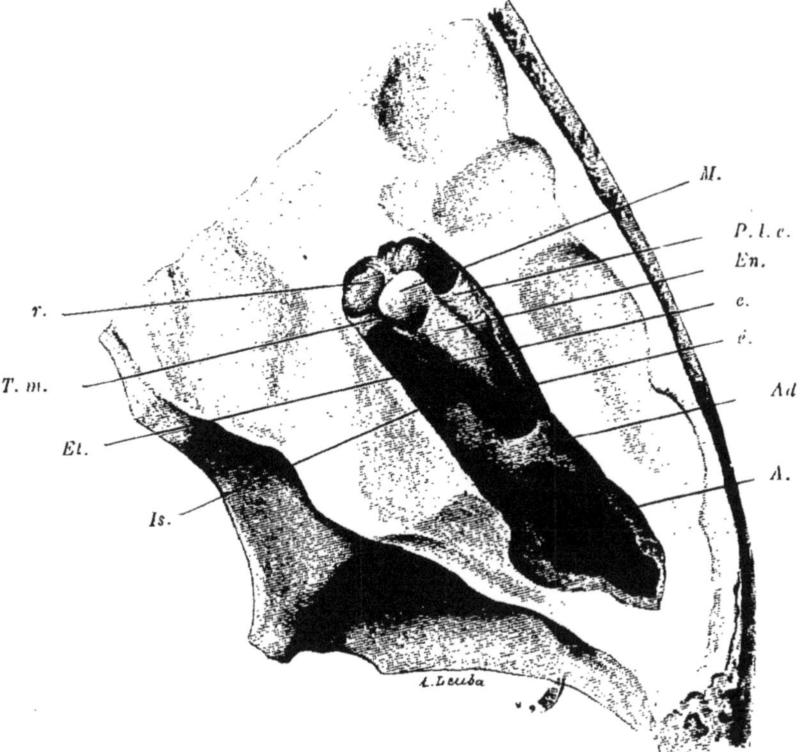

Fig. 4.

suivant son grand axe la cavité de l'attique en deux parties :
une interne appelée *attique interne*, l'autre externe, *attique
externe*.

Cette cloison augmente progressivement de hauteur d'arrière
en avant. Pour ainsi dire nulle au niveau du seuil de l'aditus,
où elle est constituée par l'extrémité postérieure effilée de la
branche horizontale de l'enclume, qui s'y appuie, elle s'élargit
verticalement avec le corps de cet osselet pour devenir maxima
à la partie antérieure de l'attique où elle est représentée par
toute la hauteur de la tête et du col du marteau. Elle affecte
donc dans son ensemble la forme d'un triangle ; son sommet
est postérieur, sa base antérieure.

Son bord inférieure se confond avec une ligne joignant le
sommet de la branche horizontale de l'enclume à l'insertion
du tendon du muscle du marteau : il est situé dans le plan
qui marque la limite inférieure de l'attique. De la partie antérieure de son tiers moyen, se détache la branche verticale de
l'enclume qui plonge dans l'étage moyen de la caisse, obliquement en bas et en dedans, pour s'articuler avec l'étrier.

Le bord supérieur s'étend en *diagonale* du seuil de l'aditus
à la partie antérieure du tegmen tympani.

La face interne ne regarde pas directement en dedans mais
légèrement en haut *formant plan incliné vers la paroi interne
de la caisse*.

La face externe enfin regarde en bas et en dehors.

Cette cloison ossiculaire, *accolée* dans son *tiers postérieur*
à la paroi externe de l'attique à laquelle elle se trouve retenue
par le pli latéral de l'enclume, s'en *sépare* à son *tiers moyen* par
suite de l'élargissement de cette cavité aux dépens de cette
paroi et devient *médiane* au niveau de son *bord antérieur*.

L'attique interne, à l'état normal, est plus développé que
l'attique externe.

En arrière, il communique largement avec *l'aditus ad
antrum* dont il continue la direction.

En bas, au niveau de la cloison incudo-malléaire, il représente une fente infundibuliforme étendue du seuil de l'aditus au tendon du muscle du marteau. Longue de 5 à 6 millimètres en moyenne, large de 2 à 3, elle s'ouvre dans l'atrium.

Vue d'en haut, elle semble interrompue vers son tiers antérieur par la branche descendante de l'enclume articulée avec l'étrier, dont la direction la croise, mais sur un plan plus inférieur, perpendiculairement à son grand axe.

En avant du tendon du muscle du marteau le plancher de l'attique interne est formé par un repli muqueux étendu de la crête sus-tubaire au col du marteau et au tendon, formant à ce dernier un véritable méso (BLANCO, SAUVÉ).

Ainsi, ouvert en arrière dans l'aditus, en bas dans la caisse, l'attique interne devient entre la cloison incudo-malléaire et la saillie de l'aqueduc de FALLOPE, d'une part, le seuil de l'aditus et le tendon du muscle du marteau d'autre part, un étroit défilé, véritable *isthme attico-tympanique*, qui commande le libre passage de la partie antérieure tubo-tympanique à la partie postérieure attico-adito-antrale de l'oreille moyenne.

L'attique externe à peine esquissé au niveau de la branche horizontale de l'enclume appliquée contre la paroi externe, s'élargit d'arrière en avant par suite de l'inflexion en dehors de cette dernière et atteint son maximum au niveau du bord antérieur de la tête du marteau. L'attique externe affecte donc la forme d'un coin dont l'extrémité effilée regarde en arrière. *Sa paroi externe* est formée par la *partie spongieuse de la voûte du conduit*.

La paroi interne par les faces externes de la branche horizontale, du corps de l'enclume et de la tête du marteau.

Le plafond n'existe que dans ses deux tiers postérieurs, il est formé par le ligament latéral de l'enclume.

Le plancher, osseux dans ses deux tiers externes, est représenté à ce niveau par le *mur de la logette; membraneux* dans son tiers interne, il est constitué par *le ligament externe du*

PLANCHE III

FIGURE 5.

Coupe transversale de l'oreille moyenne, en avant du manche du marteau.

(Partie postérieure de la coupe.)

L.ext, Ligament externe du marteau.
T.m, Tendon du muscle du marteau (avec son méso muqueux).
M. sh, Membrane de Shrapnell.
E, Articulation de l'étrier vec la branche descendante de l'enclume.
m.l, Mur de la logette.
Att. ext, Attique externe.
Att. int, Attique interne.
P.l.e, Pli latéral de l'enclume.
En, Corps de l'enclume.
M, Tête du marteau.

FIGURE 6.

La cloison ossiculaire et les attiques vus de l'aditus.

M, Tête du marteau.
E, Enclume.
Att. int, Attique interne.
S, Canal semi-circulaire horizontal.
F, Aqueduc de Fallope et nerf facial.

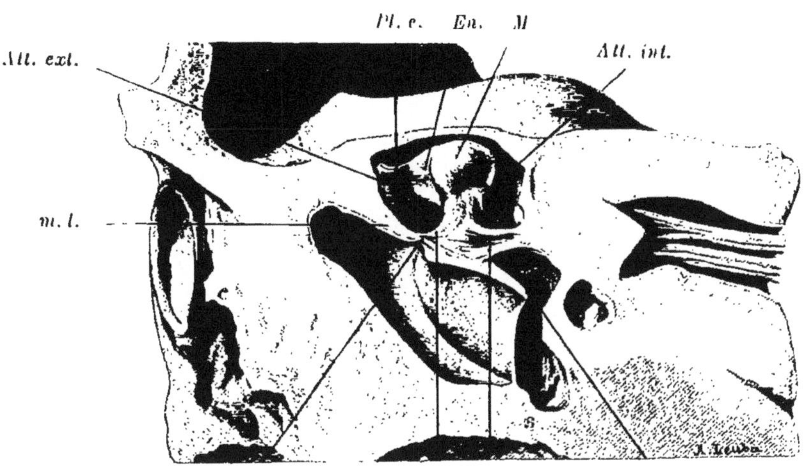

Fig. 5.

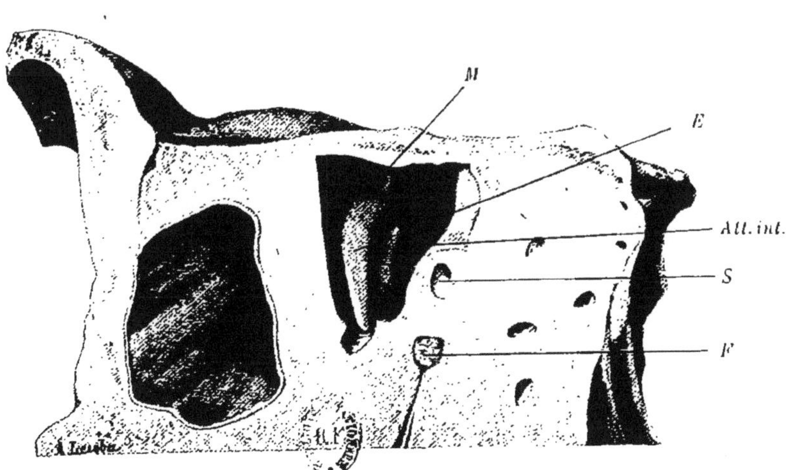

Fig. 6.

marteau prolongé en arrière par un repli muqueux étendu du mur au bord inférieur de la branche horizontale et du corps de l'enclume.

L'extrémité postérieure est fermée en cul-de-sac.

L'extrémité antérieure communique assez largement en avant et au-dessus de la tête du marteau avec l'attique interne.

L'attique externe apparaît donc comme une cavité accessoire en cul-de-sac, *un espace de réserve pour les mouvements des osselets*, s'ouvrant en avant et au-dessus de la tête du marteau dans l'attique interne. Il surplombe, dans ses deux tiers externes, le conduit auditif externe, dont il est séparé par le mur de la logette, dans son tiers interne, la poche de PRUSSACK comprise entre le col du marteau en dedans, la membrane de SHRAP-NELL en dehors et le ligament externe du marteau en haut.

B. — Sa statique.

L'éperon incudo-malléaire que nous venons de décrire dans l'attique s'appuie par *son sommet* sur le seuil de l'aditus ; une petite fossette rugueuse reçoit là l'extrêmité effilé de la courte apophyse de l'enclume fixée à cette place par son ligament postérieur.

Par son bord inférieur, il semble reposer sur deux jambes qui plongent dans la caisse : la branche descendante de l'enclume et le manche du marteau.

La première, d'abord verticale, vient s'unir après un court trajet horizontal à la tête de l'étrier : l'articulation qui les joint est du type des énarthroses, c'est dire qu'elle permet a ces deux os de se déplacer l'un par rapport à l'autre dans tous les sens. L'étrier, quoique fixé par son ligament annulaire au pourtour de la fenêtre ovale est doué d'une certaine mobilité. Il ne peut donc être considéré comme un sérieux point d'appui. La branche descendante de l'enclume n'a qu'une très faible valeur comme moyen de sustentation de la cloison ossiculaire.

Il n'en est pas de même du manche du marteau : c'est lui son véritable soutien en avant. Tout entier inclus dans l'épaisseur de la couche moyenne du tympan, il ne repose sur aucun plan résistant, mais de puissants ligaments le suspendent, tout en lui permettant une certaine mobilité.

Ces ligaments sont au nombre de quatre, indépendamment du ligament suspenseur, improprement nommé, et dont l'action se borne à limiter les mouvements de latéralité de la tête du marteau.

De ces ligaments, deux sont antéro-postérieurs, deux transversaux.

1° *Ligaments antéro-postérieurs.*

Le ligament antérieur du marteau part de son apophyse longue et se dirige en avant vers la scissure de GLASER, la traverse et vient se fixer à l'épine du sphénoïde.

Le ligament postérieur prolonge en arrière la direction des fibres du précédent. Il s'étend du bord postérieur du col du marteau à l'extrémité postérieure du mur de la logette.

Ces deux ligaments constituent une véritable corde tendue d'avant en arrière et contenant dans son épaisseur la base du manche du marteau. Ils représentent encore l'axe autour duquel s'effectuent les mouvements de rotation de l'osselet, d'où le nom de *ligament axile* que l'on a pu leur donner. Ils empêchent tout mouvement de bascule en avant ou en arrière du marteau.

2° *Ligaments transversaux.*

Le ligament externe est une courte mais solide bandelette fibreuse en éventail, qui s'étend de la crête rugueuse de la face externe du col du marteau, c'est-à-dire *au-dessus de l'insertion du ligament axile*, au bord interne du mur de la logette. Assez résistant, il forme la cloison horizontale qui sépare l'attique externe de la poche de PRUSSACK sous-jacente. Il limite les mouvements de *rotation en dedans* de la tête du marteau ; de plus « *il protège le ligament axile contre une poussée trop forte en dedans* » (HELMHOLTZ).

Le quatrième est représenté par le tendon du marteau : à l'encontre des trois premiers c'est un *ligament actif*.

Ce muscle « *relativement fort* » se trouve tout entier dans un canal osseux spécial qui court parallèlement à la trompe d'Eustache et au-dessus d'elle. Son tendon, qui pénètre dans la caisse au niveau du bec de cuiller, se porte transversalement en dehors et s'insère à la partie supérieure de la face interne du manche du marteau en un point situé *au-dessous du ligament axile*.

Par sa contraction, il attire le manche du marteau en dedans et par suite fait pivoter la tête et le col en dehors.

Ces deux ligaments transversaux agissant l'un au-dessus, l'autre au-dessous de l'axe de rotation ne peuvent donner au marteau une position d'équilibre sans l'adjonction d'un troisième ligament : celui-ci se trouve constitué par la *membrane du tympan* et surtout les fibres de sa moitié inférieure. Celles-ci fixées au sommet du manche du marteau limitent par leur tension son déplacement en dedans.

Ainsi donc, *attiré en dedans* par la tonicité de son muscle, *retenu en dehors*, au niveau de son sommet, par la demi circonférence inférieure du tympan, au niveau de sa base, par le ligament axile et plus encore par le ligament externe, le manche du marteau se trouve en parfait état d'équilibre.

Dans ces conditions, la cloison incudo-malléaire apparaît telle que nous l'avons décrite, séparant deux cavités : l'attique interne et l'attique externe.

Mais tout change si l'un des deux groupes ligamenteux qui

retiennent en dehors le manche du marteau vient à s'affaiblir ou à disparaître.

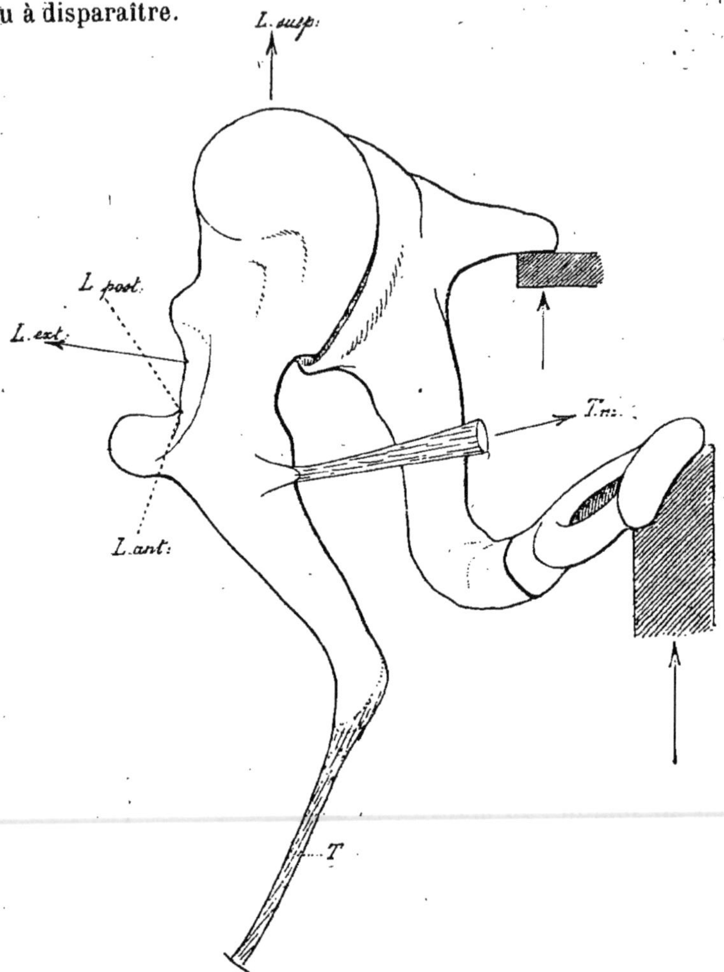

FIG. 7. — *Schéma montrant la statique de la chaîne des osselets.*

L. *ext.*, Ligament externe du marteau.
L. *post.*, Ligament postérieur ⎱ ligament axile.
L. *ant.*, Ligament antérieur ⎰
T. *m.*, Tendon du muscle du marteau.
T, Tympan à fibres inférieurs.

Supposons d'abord que ce soit *l'inférieur* : les fibres de la moitié inférieure du tympan. La contraction du muscle du marteau attire en dedans le manche et pousse en dehors la tête qui entraîne avec elle le corps de l'enclume jusqu'à sa rencontre avec la paroi externe de l'attique. La cavité de l'attique externe diminue et même disparaît tandis que inversement l'attique interne augmente. La fente attico-tympanique se trouve très légèrement élargie, condition plutôt favorable à un bon drainage de la partie postéro-supérieure de l'oreille moyenne.

Si, au contraire, *c'est le supérieur*, c'est-à-dire le ligament externe du marteau qui s'affaiblit, le sommet du manche maintenu par le ligament inférieur devient le point fixe et le centre de rotation. Le ligament ascile ne peut soutenir l'attraction en dedans du muscle du marteau ; le manche se trouve transformé en un levier du troisième genre et porte *en dedans le col et la tête articulée au corps de l'enclume*, ce mouvement n'étant limité que par la rencontre de la cloison incudo-malléaire avec la paroi interne de la caisse.

Ici c'est donc l'attique externe qui double d'étendue, tandis que l'attique interne disparaît. La fente attico-tympanique évanouie, *toute communication est désormais impossible entre l'attique et la caisse.*

Il en est de même si les deux groupes ligamenteux supérieur et inférieur viennent à céder : le marteau se trouve alors porté en masse vers la paroi interne de la caisse. La rupture de l'équilibre entre les ligaments transversaux du marteau par l'affaiblissement ou la disparition de l'un des deux du groupe externe entraîne des conséquences extrêmement importantes tant au point de vue pathologique que thérapeutique.

Ce sont là trois expériences que nous avons facilement réalisées sur des pièces anatomiques fraîches.

Nous commençons pour avoir une bonne vue des attiques par enlever le tegmen tympani et antri comme dans la figure 4, planche 2. Cela fait, nous poursuivons cette découverte en avant de la caisse ; nous réséquons la paroi supérieure du canal du muscle du marteau dans toute son étendue en ayant bien soin de conserver la poulie de réflexion de son tendon, c'est-à-dire le bec de cuiller.

Le muscle tout entier est délivré de sa coque osseuse enveloppante, et, au moyen d'un fil fixé sur son extrémité antérieure désinsérée, nous exerçons sur lui une traction horizontale de 40 grammes; la direction de la force agissant sur le manche du marteau est la même qu'à l'état normal.

Cette puissance de 40 grammes est peut-être supérieure à celle de la contraction normale du muscle, mais si l'on tient compte du manque de souplesse des tissus cadavériques, les mêmes effets que ceux que nous avons constatés doivent être réalisés pendant la vie avec une force beaucoup moindre.

1° Sur une pièce ainsi préparée nous sectionnons au niveau de l'attique externe, le ligament externe du marteau. Immédiatement la cloison ossiculaire se porte en dedans jusqu'à la rencontre de la paroi labyrinthique.

L'attique interne disparaît en même temps que la fente attico-tympanique. Il n'y a plus qu'une cavité, l'attique externe, sans communication avec la caisse, mais séparée seulement du conduit auditif externe par la mince membrane de SHRAPNELL.

2° Sur une seconde pièce de même préparation, nous sectionnons les insertions des fibres tympanales le long des bords du manche du marteau. Son extrémité inférieure se porte alors en dedans, tandis que la tête bascule en dehors jusqu'à la rencontre de la paroi externe de l'attique, entraînant dans son mouvement le corps de l'enclume. La cavité de l'attique externe n'existe plus : l'attique interne élargi dans sa partie supérieure est à peine modifié dans sa partie inférieure.

3° Si sur cette pièce on sectionne ensuite le ligament latéral externe du marteau, la cloison osseuse flottante vient s'appliquer toute entière contre la paroi interne de la caisse.

C. — SON FONCTIONNEMENT.

L'oreille moyenne transmet à l'oreille interne les ondes sonores venues de l'extérieur : son action est d'autant plus efficace qu'il s'agit de sons plus graves. Mais en même temps qu'elle transmet, elle modifie : elle exagère les unes, atténue les autres; ainsi elle aide et protège le labyrinthe.

Le mécanisme de cette double fonction est complexe et comprend trois actions successives :

1° La réception des ondes sonores;

2° Leur conduction et leur régularisation ;
3° Leur transmission au labyrinthe.

La réception des ondes sonores se fait au niveau du tympan ; la chaîne des osselets, ensemble de leviers articulés soumis à l'action de deux muscles les régularise et les conduit à la platine de l'étrier qui les transmet au liquide labyrinthique.

Chacun de ces organes pour accomplir la fonction qui lui incombe doit se trouver dans des conditions déterminées. Toute perte de substance de la membrane du tympan entraîne une diminution de la surface réceptrice des vibrations aériennes. S'il est vrai que le segment postérieur du tympan est par sa moindre tension particulièrement adapté à la réception des sons graves, et le segment antérieur à celle des sons plus aigus, l'insuffisance fonctionnelle de la membrane sera d'autant plus marquée que la perforation sera plus étendue et intéressera une région plus postérieure. On peut admettre que le tympan a perdu toute action lorsque sa moitié ou ses deux tiers postéro-inférieurs ont disparu. Quant à la chaîne des osselets, la première condition de son fonctionnement en tant qu'appareil de conduction doit être la *continuité* : toute interruption isole le tympan de la platine de l'étrier. Cette continuité exige l'intégrité des leviers et des articulations qui les réunit. La tonicité des muscles du marteau et de l'étrier assure le contact permanent des surfaces osseuses en présence. Ces muscles, par leur contraction volontaire ou reflexe modérée, tendent la chaîne ainsi que les surfaces vibrantes et en augmentent la conductibilité ; mais au-delà d'une certaine limite, cette contraction joue un rôle inverse en diminuant l'étendue de leurs déplacements. Le travail de régularisation des ondes sonores résulte de la combinaison de ces deux actions contraires. Enfin la transmission au labyrinthe de ces ondes transformées se fait au niveau de la platine de l'étrier dont les mouvements vibratoires dans la fenêtre ovale rappellent ceux d'un piston dans son cylindre. Si petits que soient ces mouvements, 1/14 à 1/18 de millimètre, ils n'en exigent pas moins une mobilité parfaite de cet osselet; son ankylose, osseuse dans l'otospongiose, fibreuse dans les processus adhésifs, en est la preuve manifeste. En résumé, quel que soit le segment envisagé, les conditions fondamentales de fonctionnement sont identiques : *la continuité et la mobilité*.

II. — Anatomie et Physiologie pathologiques

Si, comme dans toute infection, nous devons concevoir les phénomènes réactionnels de la période aiguë d'une suppuration de l'oreille moyenne comme la manifestation de la résistance de l'organisme à l'invasion des éléments pathogènes, le passage à l'état chronique devient le signe du succès total ou partiel de ces derniers. Qu'il soit dû à l'affaiblissement du premier par une cause quelconque ou à l'hypervirulence des seconds, la conséquence en est la même : l'infection se fixe sur le terrain envahi d'où l'organisme seul devient impuissant à l'en déloger.

A résistance et virulence égales, ce retranchement de l'infection est d'autant plus aisé que la région s'y prête davantage.

Deux points *dans l'oreille moyenne* semblent particulièrement appropriés à cette localisation : le premier est situé dans l'étage inférieur, c'est la *région riche en culs-de-sac glandulaires de l'orifice tympanique et du segment avoisinant de la trompe;* le second est dans l'étage supérieur, *au niveau de l'antre*, en raison de ses *mauvaises conditions naturelles de drainage.*

Suivant qu'elle provient de l'une ou de l'autre région, l'otorrhée revêt deux formes particulières : la première constitue les *suppurations de la trompe,* la seconde les *suppurations attico-antrales.*

Des premières nous dirons peu de choses : la chirurgie auriculaire n'a pas à intervenir dans leur traitement, elles nous intéressent seulement au point de vue diagnostic. Les deux signes par lesquels elles se manifestent, écoulement et perforation tympanique, sont assez particuliers : l'écoulement est *muqueux, épais, filant, abondant;* la perforation est large et siège dans le quadrant antéro-inférieur ; elle peut s'étendre en arrière et prendre alors une aspect réniforme. Ici l'on est plutôt en présence d'un trouble secrétoire que d'une suppuration vraie, la lésion reste localisée à la muqueuse et aux glandes de la partie inférieure de la caisse que la perforation draine bien.

Peu de lésions d'ostéité ni de cholestéatome à craindre, le pronostic est bénin.

Les suppurations attico-antrales nous retiendrons plus long-temps.

D'après le siège de la perforation qui laisse sourdre le pus, nous les divisons suivant l'usage en :

1° *Suppurations chroniques avec perforation de la membrane du tympan;*

2° *Suppurations chroniques avec perforation de la membrane de Shrapnell.*

1° Suppurations chroniques avec perforation de la membrane du tympan.

Ce sont de beaucoup les plus fréquentes, elles ont fait l'objet d'innombrables recherches. Leurs caractères cliniques et ana-tomo-pathologiques semblent définitivement établis; nous les résumerons rapidement.

Elles dérivent pour la plupart d'une *suppuration aiguë* non guérie de l'oreille moyenne. Il est rare, les otorrhées tuberculeuses mises à part, de ne pas retrouver à l'interrogatoire des malades des phénomènes douloureux au début.

En dehors de l'extrême virulence des agents pathogènes qui, dès la période initiale déterminent des lésions profondes et étendues de nécrose (scarlatine et diphtérie) ou du mauvais état général du sujet, *la grande cause de la chronicité* est *locale :* c'est la *rétention du pus* dans les cavités de l'oreille par suite d'un mauvais drainage ; elle se fait surtout au niveau de l'antre et des cellules mastoïdiennes.

Là, sous l'irritation du pus stagnant, la muqueuse s'infiltre, devient polypoïde, ou bien s'ulcère et met à nu la surface osseuse qui se nécrose. Si l'intensité et l'étendue des lésions ne parviennent pas à déterminer des manifestations mastoïdiennes aiguës qui vont exiger un drainage chirurgical rétro-auriculaire immédiat, aucune cause ne pouvant supprimer la rétention n'en arrêtera les effets : *la mastoïdite chronique est constituée.* Le pus formé à ce niveau s'écoule à l'extérieur par le conduit auditif externe. Pour l'atteindre, il peut emprunter deux voies :

a) *L'une normale,* naturelle, celle de *l'aditus ad antrum;* le pus débouche dans l'attique interne, passe par l'isthme attico-tympanique, descend dans la caisse et sort par une perforation du tympan ;

b) *L'autre anormale,* artificielle, celle d'un *trajet fistuleux à travers la paroi mastoïdienne antérieure,* qui vient s'ouvrir dans le conduit auditif externe en dehors du tympan.

1° Le passage du pus par l'aditus, l'attique interne, la caisse et le tympan amène tôt ou tard une altération des tissus continuellement soumis à son contact.

C'est d'abord une infiltration leucocytaire diffuse de la muqueuse puis une hyperplasie localisée sous forme de granulations, de polypes ou de brides formant autant d'obstacles qui viennent rétrécir un trajet déjà trop étroit.

La rétention n'a donc plus seulement lieu dans la mastoïde : elle se manifeste maintenant dans l'aditus, dans l'attique et même dans la caisse, grâce à la présence de végétations plus ou moins exubérantes qui obstruent la perforation tympanique. Des lésions ulcéreuses de la muqueuse apparaissent aux points les plus exposés et mettent à nu la substance osseuse qui, elle-même, se nécrose. C'est évidemment aux points les plus rétrécis du canal qu'elles vont s'accentuer le plus rapidement, c'est-à-dire au niveau de l'attique interne et de l'isthme attico-tympanique.

La paroi externe constituée par la cloison incudo-malléaire est la première atteinte. La branche descendante de l'enclume, grêle et mal nourrie, croise transversalement la direction de la fente attico-tympanique et reçoit tout le pus qui en descend; c'est là le point de départ ordinaire de la nécrose. Sa destruction entraîne comme première conséquence la rupture de la chaîne des osselets et la perte fonctionnelle de l'oreille moyenne. D'après certains auteurs *sa fréquence* atteindrait 80 p. 100 des cas d'otite moyenne suppurée chronique.

Remontant le long de cette longue apophyse, l'ostéite gagne *la face interne* du corps de l'enclume et de la tête du marteau, d'où destruction lente de ces osselets et de leurs moyens d'union.

La paroi interne se prend à son tour; les lésions sont surtout marquées dans le voisinage de la fenêtre ovale.

« A son niveau même la niche est tellement remplie de proliférations de la muqueuse d'un rouge sombre et d'un gris rougeâtre, que la tête de l'étrier seule proémine encore sur la surface de la niche en voie de disparition. Après que la suppuration a suivi sa marche, il reste assez souvent dans la fenêtre ovale des masses de tissu conjonctif organisé d'un gris jaunâtre; la place de la niche, à peu près effacée, n'est reconnaissable que par la petite tête de l'étrier proéminente, et le tendon du muscle de l'étrier qui fait, en forme de crête, saillie derrière elle. » (POLITZER.)

La lésion gagne-t-elle en profondeur? C'est l'aqueduc de FALLOPE, le vestibule qui se trouvent ouverts d'où paralysie faciale et labyrinthite purulente avec ses redoutables conséquences.

Dans le récessus hypo-tympanique et le sinus tympani, le pus s'accumule et s'il ne donne que rarement lieu à des lésions osseuses profondes, la muqueuse est presque toujours fongueuse et ulcérée.

Quant à la perforation tympanique, elle tend de plus en plus à se rapprocher du foyer suppurant, comme si la nature cherchait à diminuer la longueur du canal évacuateur : elle constitue un signe diagnostic important. Se trouve-t-on en présence d'une suppuration de la trompe, la perforation siège en bas et en avant. Le pus provient-il de l'antre ou de l'attique interne? C'est le segment postérieur du tympan qui disparaît. Par cette perforation, l'épiderme du conduit auditif pénètre dans la caisse. Sous l'action irritante du pus et de l'humidité permanente, la desquamation est abondante et ces débris agglomérés forment des masses plus ou moins volumineuses qui obstruent l'attique, l'aditus et l'antre : c'est le cholestéatome. Tout autour se forme une zone d'ostéité raréfiante; la cavité augmente en même temps que la masse centrale : il semble que le cholestéatome ronge l'os. La coque du sinus, le tegmen tympani et antri, la paroi du canal semicirculaire horizontal peuvent ainsi disparaître : aucune barrière ne s'oppose plus à la propagation de l'infection.

On peut donc distinguer dans l'évolution des lésions *trois phases :*

a) *Une première* où *la rétention au niveau de l'antre* y produit des lésions localisées qui vont entretenir un courant purulent permanent : celui-ci emprunte le chemin de l'aditus, de l'attique interne et de la caisse pour gagner le conduit.

b) *Une seconde* où les lésions vont *s'étendre à l'attique interne et à la caisse :* d'abord muqueuses, elles gagnent l'os d'où ostéite des parois. Le pus a transformé en un trajet fistuleux osseux les diverses cavités qu'il a traversées.

La guérison surviendrait-elle que la rupture de la chaîne des osselets, les adhérences cicatricielles au niveau de la fenêtre ovale rendraient l'oreille moyenne fonctionnellement inutile.

c) *Dans la troisième, la suppuration a dépassé les limites de l'oreille moyenne.* L'apparition du cholestéatome en est ordinairement le prélude ; la paralysie faciale et la labyrinthite suppurée donnent l'alarme ; l'extension aux méninges, au sinus, au cerveau et au cervelet en marquent l'évolution ultime.

2° Anormalement, le pus retenu dans l'antre peut se déverser directement dans le conduit auditif sans passer par l'aditus. Il gagne les cellules périfaciales, perfore la paroi mastoïdienne antérieure et vient sourdre à ce niveau par un orifice situé en dehors du tympan : c'est *la fistule du conduit de Gellé.*

La conséquence de ce trajet est de détourner le courant purulent de l'aditus et de l'attique. La cavité tympanique revient à ses conditions normales ; là perforation de la période aiguë se ferme, l'audition se rétablit intégralement. Une petite saillie de la paroi postérieure du conduit dont le sommet perforé laisse couler quelques gouttes de pus et admet le stylet explorateur, constitue la seule manifestation otoscopique de la lésion mastoïdienne initiale.

2° Suppurations chroniques avec perforation de la membrane de Shrapnell.

Tandis que dans les suppurations que nous venons d'étutudier, l'attique externe, situé à l'abri du courant purulent venu de l'antre, reste ordinairement indemne, il devient, suivant l'opinion classique, dans les suppurations avec perforation de la membrane de SHRAPNELL, le siège principal sinon exclusif des lésions. Aussi en raison de cette localisation très différente du processus suppuratif et des signes cliniques particuliers qui l'accompagnent, a-t-on toujours dissocié et en quelque sorte opposé ces deux groupes de suppurations.

Le travail de SCHMIEGELOW, de Copenhague, en 1891, et la thèse de RAOULT, en 1893, résument l'ensemble de nos connaissances sur ce sujet. Ces publications furent les dernières d'une longue série parue dans les dix années précédentes, et les idées qu'elles contiennent sont encore celles les plus universellement admises.

Toutefois, les constatations faites depuis par les otologistes qui ont employé l'évidement partiel dans le traitement des suppurations de SHRAPNELL, et les résultats des recherches cliniques et anatomo-pathologiques auxquelles nous nous sommes livrés, nous incitent à développer ici cette question : elle intéresse au plus haut point l'étude des procédés opératoires que nous traitons. Mais avant de parler de faits nouveaux, commençons par résumer la conception classique.

Les suppurations de SHRAPNELL, comme les autres, résultent d'une infection tympanique d'origine tubaire : celle-ci envahit la totalité des cavités de l'oreille. Trouvant dans les différentes mailles formées, au niveau de l'attique externe, par les ligaments et les replis muqueux de la région des conditions favorables à son développement, elle s'y attarde. Peu à peu le pus s'y accumule et vient se faire jour au point déclive en perforant la membrane de SHRAPNELL. C'est donc la rétention dans ces loges cellulaires que SCHMIEGELOW groupe sous le nom « d'antre de SHRAPNELL » qui est la véritable cause des suppurations de ce nom. Des fausses membranes s'organisent pour limiter ce foyer et l'isoler du reste de la cavité tympanique qui, drainée par la trompe, guérit, tandis que le premier persiste.

Cliniquement trois grands caractères les distinguent. D'abord *l'insidiosité du début* : c'est là un détail qui frappe à l'interrogatoire des malades. Qu'ils soient amenés à consulter pour un écoulement d'oreille, souvent peu abondant et intermittent, ou pour une diminution progressive de l'audition, c'est toujours, disent-ils, par hasard que leur attention a été attirée.

La douleur n'est pas le premier symptôme d'une suppuration de SHRAPNELL; celle-ci semble débuter à la manière d'une *affection chronique d'emblée* : c'est l'opinion de la majorité des auteurs. SCHMIEGELOW et RAOULT croient pourtant à la possibilité d'un début aigu, mais les six cas qu'ils apportent à l'appui de leur théorie n'ont pas tous, à nos yeux, la même valeur démonstrative.

Dans l'un d'eux (observation III), celui du Prof. BRYANT, il n'y eut même pas de perforation de SHRAPNELL !

Dans un autre (observation I), cas de BARTH, à début brutal par coma, l'examen otoscopique avait révélé en même temps qu'une perforation de SHRAPNELL et la présence de débris épidermiques dans le conduit, une *disparition de la partie postéro-supérieure du cadre osseux du tympan*. Est-ce bien là le fait d'une affection aiguë, et ne s'agit-il pas plutôt d'une poussée aiguë au cours d'une suppuration évoluant insidieusement depuis fort longtemps.

Dans l'observation VI, SCHMIEGELOW examinant un garçon de 13 ans suppurant de l'oreille depuis cinq ans, ne peut se baser pour retrouver le début aigu que sur le souvenir d'un enfant alors âgé de huit ans, et encore, au moment de l'examen, il y avait coexistence d'une perforation de SCHRAPNELL et d'une perforation tympanique, fait qui a son importance. Enfin, dans deux des dernières observations IV et V, la douleur apparut une fois à la suite d'une douche nasale, une fois à la suite d'un coryza; l'examen otoscopique immédiat montra nans les deux cas une perforation de SHRAPNELL en même temps que la présence de sérosité dans l'étage inférieur de la caisse et de la rougeur du tympan. Le cathétérisme de la trompe pratiqué dans ces deux cas ne fut suivi d'aucun bruit de perforation, ce qui prouvait l'individualité des suppurations supérieures et inférieures. Ne peut-on pas supposer que la perforation de Shrapnell était bien antérieure aux accidents douloureux qui ont amené le malade à consulter? *L'inflammation récente et aiguë* de la portion inférieure de la caisse, d'origine naso-tubaire, fut peut-être bien seule la cause de cette douleur : une paracentèse d'ailleurs la fit disparaître. Reste une observation où, à la suite d'une adénoïdectomie chez un jeune homme de 20 ans, Schmiegelow constata une perforation de Shrapnell et le passage par cet orifice de l'air insufflé dans la trompe.

Ce seul cas ne peut prévaloir contre le grand nombre des autres. L'installation *indolore, lente,* et souvent *inaperçue* d'une suppuration de Shrapnell doit être considérée comme *la règle générale.* Pour pouvoir prouver un début aigu, il faudrait qu'un *examen antérieur* à l'apparition des phénomènes douloureux eut montré l'intégrité de la membrane flaccide.

La *conservation de l'audition* pendant un temps parfois très long en est le *second caractère important :* l'oreille peut couler depuis des mois et même des années sans que l'ouïe soit atteinte : la transmission aérienne est conservée presque intacte et la transmission osseuse est peu augmentée; le Weber reste indifférent, le Rinne est positif et le Schwabach à peine prolongé. Le pus et des débris épidermiques, viennent-ils à s'accumuler dans le fond du conduit, ou le développement d'un polype en ferme-t-il la lumière? La transmission aérienne diminue progressivement tandis que la conductibilité osseuse augmente; mais, dès que l'auriste a levé l'obstacle, l'audition reparaît voisine de la normale.

Cela tient à l'intégrité complète de la membrane du tympan et des étages moyen et inférieur de la caisse; l'examen otoscopique permet de le constater. La membrane apparaît avec son éclat normal, bien tendue, sans perforation, et laisse voir par transparence l'articulation de la branche descendante de l'enclume avec l'étrier. *Attique et atrium sont complètement indépendants*, et l'air insufflé dans la caisse par la trompe ne passe pas par la perforation de SHRAPNELL. Si la masse des osselets se trouve en plein foyer suppurant, les deux surfaces vibrantes, tympan et platine de l'étrier, ainsi que les leviers qui les commandent, manche du marteau et branche descendante de l'enclume, restent en dehors.

A la longue, l'audition pourtant faiblit progressivement et finit même par disparaître définitivement. Cela est causé par l'extension des lésions dans l'attique externe.

Le passage incessant du pus par la petite perforation de SHRAPNELL amène de l'ostéite du pourtour osseux qui la limite. En dehors, c'est le mur de la logette qui se nécrose, en dedans, la masse des osselets. Le col du marteau est presque toujours lésé, mais la carie y reste superficielle. L'enclume, lorsqu'elle est atteinte, montre une moindre endurance : la disparition du corps et de la branche horizontale entraîne une solution de continuité dans la chaîne des osselets; la nécrose s'étendant le long de la branche descendante envahit l'atrium et fait disparaître le quadrant postéro-supérieur du tympan. L'audition aérienne est désormais compromise et le syndrome acoumétrique est celui de toute suppuration de l'oreille moyenne :

Disparition de la perception des sons graves,

WEBER latéralisé du côté malade, RINNE négatif et SCHWABACH prolongé.

La troisième caractéristique des suppurations de SHRAPNELL est leur *lente évolution* et *leur résistance désespérante aux traitements employés*. L'insidiosité du début fait que la lésion restée longtemps méconnue s'est développée suffisamment pour résister aux lavages de l'attique à la canule de HARTMANN, lavages qui sont rendus inefficaces par la petitesse de la perforation et l'impossibilité de l'agrandir.

Si l'on obtient quelques succès, ils sont le plus souvent de courte durée, et les malades reviennent conduits par la récidive de l'écoulement, si non, par de violents maux de tête.

La suppuration, en dehors des cas rares où elle guérit, difficile à tarir par des moyens simples, continue indéfiniment; l'ostéité, le cholestéatome apparaissent et vont étendre les lésions. Celles-ci se propagent soit en haut et en dedans, soit en dehors. Dans le premier cas l'infection peut gagner les organes voisins, encéphale, sinus, labyrinthe, et être l'origine de complications mortelles. Dans le second, il en est tout autrement, et cette extension des lésions peut influer favorablement sur l'évolution de la suppuration. Par la nécrose et la disparition du mur de la logette, la perforation se trouve considérablement agrandie : la *rétention cesse;* les lésions se cicatrisent, la suppuration se tarit définitivement. Ainsi se trouve réalisée une *atticotomie spontanée* curatrice. Quelquefois même la nécrose a fait disparaître en même temps la *paroi externe de l'aditus* et l'antre est en communication directe avec le conduit : nous n'avons plus sous les yeux une simple atticotomie mais un *véritable évidement partiel spontané*. Malheureusement les rapports du mur de la logette et de l'enclume sont si étroits que l'ostéité qui frappe l'un atteint l'autre et les détruit simultanément : la continuité de la chaîne des osselets est rompue et la *fonction de l'oreille moyenne perdue*.

L'évolution naturelle d'une suppuration de SHRAPNELL non traitée conduit donc à l'une de ces deux alternatives :

Ou bien l'explosion de complications redoutables.
Ou bien la perte de l'audition.

Celle-ci parut de peu d'importance à côté de celle-là et des deux maux on choisit le moindre : pour éviter la première, on

---

Figure 8.

*Perforation de la membrane de Shrapnell avec disparition
de la partie antérieure du mur de la logette.*

L'enclume est en place. La suppuration a cédé à un traitement médical.
Audition de la voix basse à 9 mètres.
Mme Lucie D..., 24 ans.

Figure 9.

Perforation de Shrapnell et disparition complète du mur de la logette.

Par cet orifice un gros polype fait saillie dans le conduit.
Mme Jeanne B..., 31 ans.

Figure 10.

La même après ablation du polype au serre-nœud.

Atticotomie spontanée complète. L'enclume a disparu; audition de la voix
basse à 1 m. 50.

SOURDILLE.

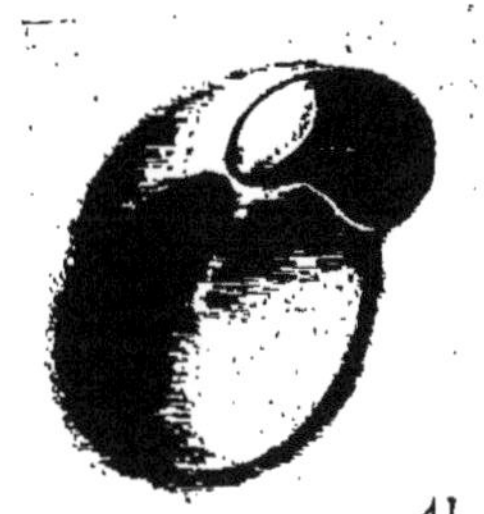

Fig. 8.

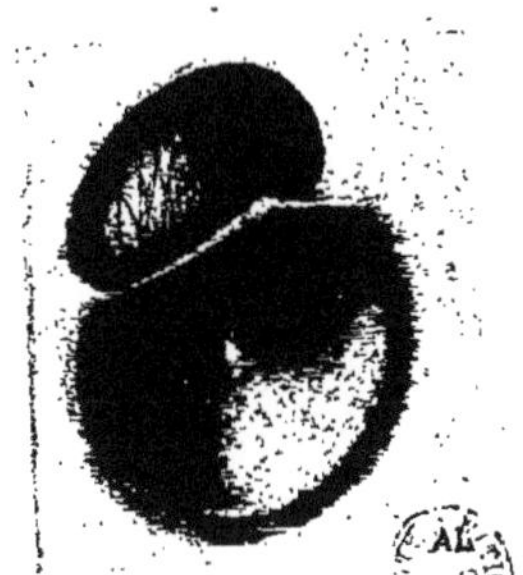

Fig. 9.

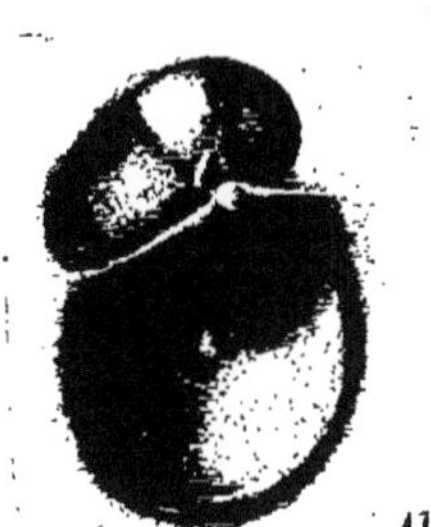

Fig. 10.

sacrifia de parti pris la seconde, et l'ablation des osselets, réunissant l'attique et l'atrium en une seule cavité drainée largement par la destruction opératoire du tympan, apparut comme un traitement de choix. Non qu'il guérisse à coup sûr; l'infection solidement retranchée dans les cellules de la paroi externe de l'attique et même de l'antre continue à évoluer; de plus, la disparition du tympan favorise, chaque fois que l'ossiculectomisé se mouche, le passage de mucosités nasales dans la caisse; mais du moins, la suppuration bien drainée ne peut plus nuire. Pour tarir celle-ci une atticotomie eût été plus naturelle, et son exécution avec conservation de l'enclume eut permis de laisser la fonction auditive intacte.

Ce fut là le but que se proposèrent d'atteindre de nombreux otologistes. La voie suivie devait mener à un échec. Que ce soit directement par le méat auditif, ou par la voie rétro-auriculaire après décollement du pavillon, ils abordaient la paroi externe de l'attique de *dehors en dedans par le conduit auditif externe*. La gouge travaillait au fond d'un puits sans cesse rempli de sang, et le fragment d'os sectionné, refoulé en dedans, avait les plus grandes chances de luxer l'enclume; heureux encore si une échappée ne déterminait pas sur la paroi interne de la caisse de plus graves lésions. C'était une opération aveugle : de plus le décollement du conduit entraînait un degré plus ou moins marqué de sténose.

Les difficultés techniques découragèrent les plus enthousiastes; et pourtant l'idée était juste! L'ossiculectomie lui survécut, car elle avait le mérite d'être simple : c'était le drainage « par en dedans » au lieu du drainage « par en dehors ».

A ces faits, bien connus de tous les otologistes, nous voulons ajouter quelques constatations plus récentes sur l'état de l'antre et de la chaîne des osselets au cours des suppurations de Shrapnell : leur importance n'est pas négligeable.

1° *L'état de l'antre* a toujours passé au second plan dans les suppurations de SHRAPNELL. Il faut reconnaître qu'il se dérobe à l'examen direct par le conduit et qu'il est assez difficile de se procurer des pièces anatomiques atteintes de cette affection.

Les trépanations de l'antre, premier temps des évidements partiels que l'on a pratiqués depuis quelques années, sont venues combler cette lacune.

Dans les trois cas de suppuration de SHRAPNELL que rapporte HEATH, et dans les quatre cas de BONDY, tous traités par l'évidement partiel, chaque fois l'antre fut trouvé atteint. Nous même, nous avons observé dans les deux cas que nous avons opérés, observations III et VI, des lésions très nettes de l'antre. Chez un troisième malade opéré récemment dans le service de M. LERMOYEZ par le Dr MAHU, il s'agissait d'une mastoïdite chronique réchauffée avec perforation ancienne de la membrane de SHRAPNELL. Enfin, sur une pièce anatomique que nous analyserons dans un instant (fig. 12), l'antre était plein de cholestéatome. La nature et l'étendue des lésions sont variables. Presque toujours la mastoïde est éburnée, atteinte d'ostéite condensante qui accompagne ordinairement les suppurations chroniques de l'antre. Celui-ci est petit, ses parois sont rugueuses, et la muqueuse qui les tapisse est fongueuse. Très souvent on y trouve des débris cholestéatomateux.

2° *La chaîne des osselets.* — Lorsque, par une perforation de SHRAPNELL même étroite, l'on introduit un stylet coudé dans l'attique externe, on remarque trois choses :

a) La face externe du col du marteau est ordinairement rugueuse sur une hauteur de 3 à 4 millimètres, c'est-à-dire presque sur toute son étendue et dépourvue d'insertions ligamenteuses : on dit qu'il y a carie du col du marteau;

b) L'espace qui sépare celui-ci du bord libre du mur de la logette est plus grand que normalement : le stylet se meut aisément dans un *attique externe très augmenté de dimensions*.

c) La tête du marteau est reportée en dedans et toute pression exercée sur elle ne peut la déplacer dans cette direction : elle est *appliquée contre la paroi interne de la caisse*.

Si le mur de la logette est en partie détruit et donne une plus large vue dans l'attique, ces constatations sont encore plus frappantes.

L'explication de ces observations nous paraît simple.

Le plancher de l'attique externe avons-nous vu page 20 est formé de deux portions : l'une *externe* osseuse, le *mur de la logette*, l'autre *interne*, fibreuse, le *ligament externe du marteau* qui est disposé en éventail de la face externe du col au bord libre du mur de la logette.

Toute suppuration qui, partie de l'attique externe, veut se faire jour directement dans le conduit doit traverser l'une de ces deux parties : elle passe à travers la moins résistante, la portion fibreuse, qu'elle infiltre d'abord, détruit ensuite. La conséquence immédiate de la disparition du ligament externe du marteau est de rompre l'équilibre statique de cet osselet. Le muscle du marteau exerce, par sa tonicité, sur la partie supérieure *du manche,* une traction continue en dedans tandis que le tympan intact maintient son extrémité inférieure. La tête bascule en dedans jusqu'à la rencontre de la paroi interne de la caisse entraînant avec elle le corps et la branche horizontale de l'enclume qui vient s'appuyer contre la saillie de l'aqueduc de FALLOPE.

Ce déplacement de la cloison incudo-malléaire a donc pour résultat :

1° *De fermer l'isthme attico-tympanique* et de supprimer toute communication entre l'attique et la caisse;

2° *D'augmenter considérablement l'attique externe* aux dépens de *l'attique interne réduit à l'état virtuel.*

Le rapport des deux attiques est exactement l'inverse, suivant qu'il s'agit d'une suppuration avec perforation du tympan ou d'une suppuration avec perforation de SHRAPNELL.

Dans la première l'infiltration et la perte de substance de la membrane du tympan supprime son action fixatrice de l'extrémité inférieure du manche du marteau qui se trouve attiré en haut et en dedans : la tête de l'osselet tournant autour du ligament axile, bascule en dehors et entraînant l'enclume, vient s'appliquer contre la paroi externe de l'attique externe : cette cavité disparaît tandis que l'interne augmente et que la fente attico-tympanique tenue béante facilite le passage du pus dans l'atrium.

Dans la seconde c'est le contraire qui se produit : l'attique interne devient virtuel tandis que l'externe s'agrandit : la communication entre l'attique et l'atrium disparaît.

3° Une autre conséquence est que le pus, pour s'écouler au dehors, passe entre la face *externe* de la cloison ossiculaire en dedans, et le mur de la logette en dehors. Il y détermine à la longue des lésions identiques à celles que nous avons décrites sur les parois de l'isthme attico-tympanique, muqueuses, puis osseuses ; l'évolution subaiguë de l'affection fait que leur progression est très lente.

Le col du marteau situé au point déclive où converge tout le pus semble atteint le premier, mais superficiellement, et l'on peut dire, en raison de sa fréquence et de sa pathogénie, que la carie du marteau est aux suppurations de SHRAPNELL ce que la carie de la branche descendante de l'enclume est aux suppurations attico-tympaniques. Mais tandis que dans ce dernier cas, en raison de sa fragilité, le nécrose a tôt fait de la sectionner, le col du marteau est autrement résistant. L'enclume peut être atteinte ; la lésion débute par *sa face externe* et gagne en profondeur ; elle peut aboutir à sa disparition complète.

Lorsque la nécrose a ainsi atteint les osselets, le mur de

PLANCHE V

Figure 11.

Suppuration de Shrapnell.

On remarque que la cloison ossiculaire est appliquée contre la paroi interne de l'attique. L'isthme attico-tympanique a disparu : l'attique externe est très augmenté de largeur.

M, Tête du marteau.
En, Enclume en partie nécrosée.
P.m.l, Perforation de Shrapnell et nécrose du mur de la logette.
Att. ext, Attique externe.
Ad, Aditus.
A, Antre plein de débris cholestéatomateux.

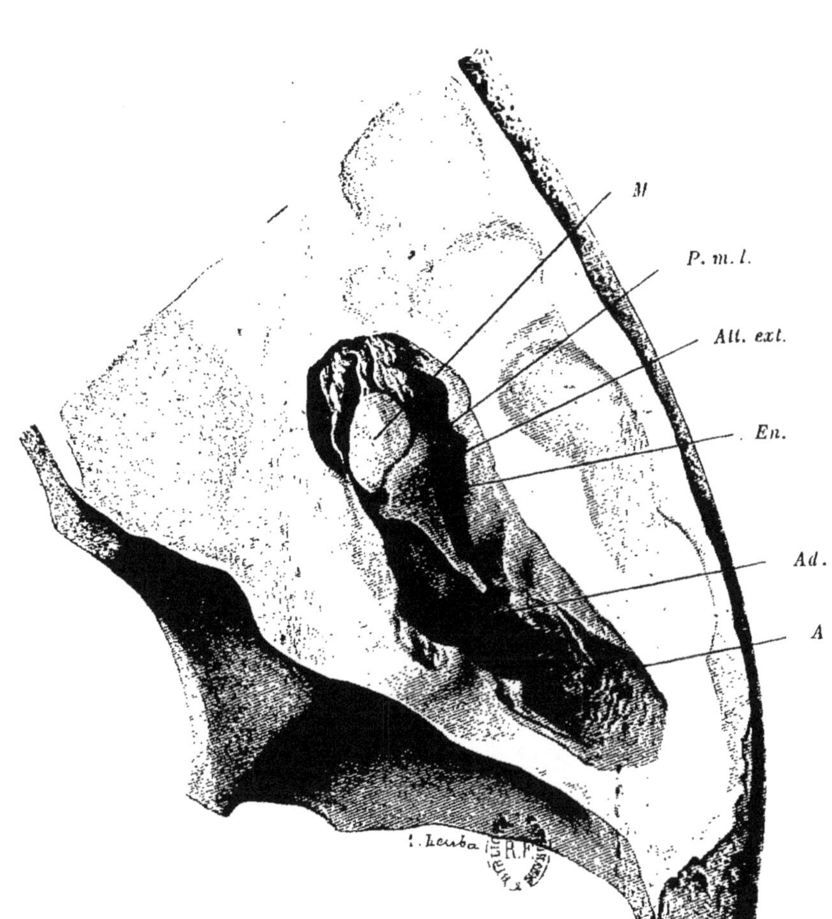

Fig. 11.

la logette est lui-même déjà détruit. Nous l'avons déjà dit, mais nous insistons sur ce fait clinique que la disparition de la paroi externe de l'attique semble passer par deux degrés : le premier correspond à la nécrose de la partie antérieure horizontale du mur de la logette, celle située en avant et au niveau de la tête marteau : elle ne s'accompagne pas nécessairement d'une atteinte profonde de l'enclume : *la continuité de la chaine est conservée;* le second correspond à la disparition totale de cette paroi : l'enclume a presque fatalement disparu : *la chaine est rompue.*

La figure 11 indique mieux qu'une longue description la répartition des lésions dans un cas de suppuration de SHRAP-NELL. Elle représente l'oreille droite d'une jeune fille de 16 ans qui vint mourir salle Isambert, le 8 janvier 1915, d'une méningite purulente otogène. Elle avait depuis l'enfance une suppuration des deux oreilles; elle entra à Saint-Antoine avec le tableau clinique typique de la méningite purulente : elle mourut quarante-huit heures après, malgré une intervention pratiquée *in extremis,* par M. LERMOYEZ, sur l'oreille *gauche* où la localisation de la douleur indiquait le maximum des lésions et le point de départ vraisemblable de la méningite. L'antre ouvert, on se trouva en présence d'une thrombose suppurée de l'angle du sinus latéral ouverte dans la fosse cérébelleuse. *A droite* le conduit était obstrué par un gros polype qui sortait par une perforation de SHRAPNELL. C'est cette oreille prélevée à l'autopsie que nous avons fait dessiner : elle a à nos yeux une grande importance.

Nous voyons tout d'abord l'antre rempli de cholestéatome ; des débris épidémiques et purulents encombraient l'aditus et l'attique; une fois enlevés, *la cloison incudo-malléaire nous apparut appliquée à la paroi interne de la caisse : l'isthme attico-tympanique avait disparu.*

La face *externe* du corps et de la branche horizontale de l'enclume est nécrosée et en partie éliminée : le mur de la logette en regard est atteint et en voie de disparition.

De ces constatations nous voulons tirer une double conclu-sion :

a) *Au point de vue thérapeutique.*

Il paraît douteux qu'une atticotomie simple soit capable d'amener la guérison dans ces cas où l'antre présente des lésions aussi marquées. Pour le bien curetter, son ouverture est indispensable, et comme aucun signe otoscopique ne permet avant l'opération de connaître son état, son ouver-ture systématique semble d'autant plus indiquée qu'elle faci-lite celle de l'attique : voilà le double avantage de l'atticotomie transmastoïdienne.

b) *Au point de vue pathogénique.*

La théorie de Schmiegelow nous paraît devoir être ainsi modifiée et complétée :

Les suppurations de Shrapnell ont bien comme origine une infection tympanique, mais la localisation de celle-ci dans l'étage supérieur de la caisse est sous la dépendance de *deux facteurs: l'intensité de l'infection et l'action du muscle du marteau.*

Si l'infection est aiguë, l'atteinte de toutes les parties de l'oreille a lieu *presque simultanément.* Tous les ligaments infiltrés sont relachés. De plus, le muscle du marteau, séparé du foyer purulent par une simple lamelle osseuse, participe au processus infectueux. Enflammé, il augmente de volume, et ne pouvant s'étendre transversalement dans son canal osseux, il *s'allonge* et perd toute action sur les osselets ; ceux-ci deviennent pour ainsi dire flottants dans la cavité de l'oreille ; le rapport des deux attiques n'est pas modifié et le drainage se fait par la fente attico-tympanique dans l'atrium. Une perforation tympanique en résulte. Lorsque le muscle du marteau reprend sa fonction, il trouve un tympan encore infiltré ou même perforé qui cède à sa traction, la tête du marteau est donc refoulée en dehors et accroît la largeur de l'isthme attico-tympanique.

Si *l'infection est légère* elle progresse plus lentement et peut se trouver déjà en voie de décroissance dans l'atrium lorsqu'elle atteint son maximum dans l'attique et l'antre : la première cavité, bien drainée par la trompe, guérit vite et le tympan n'a rien perdu de sa résistance. Dans l'attique et l'antre, les conditions de drainage sont moins favorables, l'infiltration est plus *accentuée* que dans l'étage inférieur et surtout elle est *plus tardive*. Le muscle du marteau a conservé toute sa tonicité, peut-être même se trouve-t-il contracturé par une légère irritation inflammatoire : il agit de toute sa force sur le manche du marteau. Le ligament externe inférieur, c'est-à-dire les fibres inférieures du tympan déjà revenu à la normale résiste : celles du ligament externe supérieur, le vrai, encore infiltrées, se laissent progressivement distendre, la cloison incudo-malléaire se porte en dedans : *la fente attico-tympanique se rétrécit*. On tourne dès lors dans un cercle vicieux. Plus celle-ci se ferme, plus l'étage supérieur forme cavité close où l'infection s'exalte : l'infiltration augmente, l'exsudation s'accuse, et le ligament externe tiraillé, distendu, placé dans de mauvaises conditions de nutrition se laisse perforer.

La voie est libre vers la membrane flaccide qui n'offre aucune résistance : la perforation de SHRAPNELL se constitue. A ce moment la cloison incudo-malléaire a rejoint la paroi interne de la caisse; les deux étages sont séparés, non par une cloison de fausses membranes, mais par une cloison osseuse solidement maintenue par un muscle contracté. Tout le pus de l'étage supérieur passe directement dans le conduit. L'étroitesse de la perforation est la seule cause de sa chronicité.

Cette pathogénie est encore valable dans les cas où l'on constate une perforation de SHRAPNELL associée à une perforation tympanique. Nous croyons que ces deux perforations n'apparaissent jamais simultanément, l'une est toujours antérieure à l'autre.

1° *La perforation de Shrapnell est la première en date.*

La perforation du tympan résulte :

α) Soit d'une nouvelle infection tubo-tympanique d'origine pharyngo-nasale tout à fait indépendante de la première : la perforation est antéro-inférieure ; ces cas sont rares.

β) Soit d'une propagation de la suppuration de l'étage supérieur à l'inférieur à la faveur d'une carie de l'enclume. Le corps et la branche horizontale détruits, aucune barrière ne s'oppose plus à la chute du pus dans la caisse ; la perforation tympanique est alors postéro-supérieure ; ces cas sont plus fréquents.

2° *La perforation du tympan est primitive.*

La perforation de SHRAPNELL est alors secondaire à une carie étendue des osselets, ou peut-être à l'obstruction de la fente attico-tympanique par des bourgeons exubérants.

En résumé les suppurations de l'oreille naissent et évoluent toutes suivant un mode unique.

Parties du pharynx elles gagnent par la trompe l'atrium, l'attique et l'antre. La cloison ossiculaire située au milieu du trajet que doit suivre le pus joue le rôle d'un *véritable boisseau de robinet à double voie*. Suivant qu'il dirige le pus en dedans vers la caisse, en dehors vers le conduit, il détermine une perforation tympanique ou une perforation de SHRAPNELL.

Si par hasard une fistule de GELLÉ vient drainer l'antre au point déclive, le courant purulent est détourné ; les lésions tympaniques peuvent guérir spontanément si le drainage s'est établi d'une façon *précoce*.

3° Valeur thérapeutique.

Considérée à un point de vue chirurgical général, une suppuration chronique de l'oreille moyenne est constituée par un *foyer suppurant principal*, drainé par un *trajet fistuleux;* ce foyer c'est l'antre : le trajet fistuleux appartient à l'une des trois variétés suivantes : attico-tympanique, atticale externe ou mastoïdienne.

La trépanation de l'antre supprime le foyer principal, mais le traitement de la fistule est indispensable. Pour ce dernier, le chirurgien doit choisir entre deux procédés : *l'excision* ou *l'incision suivie du pansement à plat.* Voyons dans quelles conditions, une fois l'antre ouvert, les procédés dont nous disposons nous permettent d'obtenir ces résultats. Nous avons pour chacun d'eux à répondre aux trois questions posées au début du chapitre.

1° *La trépanation mastoïdienne élargie.*

Son action porte uniquement sur la mastoïde. Elle ouvre l'antre et l'aditus aussi largement que possible, et, supprimant le bord antérieur de l'apophyse jusqu'au voisinage de l'insertion du tympan, elle fait disparaître toute lésion muqueuse ou osseuse qui siège au niveau de la mastoïde et de la paroi postérieure du conduit. Par contre, elle n'amène aucune transformation du côté de la caisse. Étant donné que l'on doit conserver le cadre osseux du tympan et la plus grande partie du mur de la logette on ne modifie en rien la statique des osselets ni les rapports des deux attiques.

Dans une *suppuration de l'antre* accompagnée d'une *fistule type Gellé*, la trépanation mastoïdienne élargie fait disparaître à la fois le *foyer* et la *fistule :* elle réalise ici *l'excision totale*. La plastique du conduit permet le pansement à plat de la cavité opératoire. Cette opération a ainsi la valeur d'une cure radicale.

En est-il de même si le trajet est *attico-tympanique* ou *attical externe? Non.*

Le mur de la logette et la cloison incudo-malléaire n'ont pas été atteints : dans aucun cas la fistule n'a été incisée ; le trajet persiste. Des lavages peuvent-ils le guérir? c'est peu vraisemblable ; le prussien SCHWARTZE dût bien lui-même s'en convaincre après de trop nombreuses années « d'expériences ».

L'application de ce procédé apparaît donc devoir être limitée *aux seules suppurations chroniques mastoïdiennes pures.*

Laissant la caisse intacte, il ne peut léser ni améliorer l'audition : celle-ci reste après ce qu'elle était auparavant.

2° *L'atticotomie transmastoïdienne*

La transformation anatomo-physiologique est ici plus importante.

Comme la précédente, elle ouvre l'antre et l'aditus, et, par un curettage soigneux, fait disparaître toutes lésions possibles de ses parois. De plus, par la résection systématique totale de la paroi externe de l'attique externe, elle ouvre largement en dehors cette cavité : la face externe de la cloison ossiculaire apparaît dans toute son étendue et l'on peut en traiter directement les lésions. Enfin, le ligament externe du marteau ayant perdu son insertion au mur de la logette réséqué n'a plus d'action : la cloison ossiculaire est entraînée en dedans et s'accole à la paroi interne de la caisse d'où *disparition de l'attique interne.*

a) *Si l'on est en présence d'une suppuration de Shrapnell pure,* c'est-à-dire d'une fistule atticale externe, la suppression de la paroi externe de l'attique externe est une véritable *incision de son trajet;* pansée à plat par le conduit, la paroi interne, ossiculaire, va pouvoir se cicatriser et guérir. Toute crainte de récidive doit être écartée puisque le trajet est supprimé.

Ce procédé apparaît donc capable de donner sur la suppuration les meilleurs résultats.

Que va devenir l'audition?

Dans le cas de perforation de SHRAPNELL, *la transformation de la statique* de la chaîne des osselets *existait déjà avant l'intervention :* l'opération ne l'a donc pas modifiée. L'audition post-opératoire ne peut être inférieure à ce qu'elle était auparavant : elle peut même s'améliorer beaucoup si sa diminution était le résultat d'une arthrite incudo-malléaire qui disparaît en même temps que cesse la rétention dans l'attique externe. On pourrait craindre que l'enveloppement de la chaîne des osselets par les bourgeons conjonctifs qui se développent après l'opération ne nuise à une bonne audition. Il n'en est rien, car ce tissu se résorbe et les osselets apparaissent recouverts seulement d'une pellicule épidermique.

b) *S'il s'agit d'une suppuration avec perforation tympanique*, les résultats ne sont plus les mêmes.

La cloison ossiculaire ainsi que le tympan restant en place, *le trajet attico-tympanique n'est pas ouvert*, et il est impossible d'atteindre les surfaces lésées : c'est-à-dire la paroi interne de cette cloison et la paroi interne de la caisse qui *se trouvent maintenant en contact.*

Si les lésions sont uniquement muqueuses, on peut espérer que ces deux surfaces vont se souder l'une à l'autre. On réaliserait ainsi quelque chose d'analogue à l'opération d'ESTLANDER où l'on cherche à supprimer la cavité pleurale suppurante par l'accolement de la paroi thoracique désossée au moignon pulmonaire rétracté.

Si les lésions sont osseuses, la pression réciproque des deux surfaces nécrosées va les aggraver : la suppuration continue indéfiniment ou intermittente, et l'ostéité progressant peut atteindre le canal de FALLOPE ou le labyrinthe.

Enfin l'audition a bien peu de chances d'être améliorée. Si la branche descendante de l'enclume subsiste encore, la transformation fibreuse des bourgons qui obstruent la niche de la fenêtre ovale limite les mouvements de l'étrier si elle ne l'immobilise pas complètement.

Pour cette double raison, *l'atticotomie transmastoïdienne est à rejeter chaque fois que l'otorrhée s'accompagne d'une perforation tympanique :* l'évidement complet par l'ablation de l'enclume et du marteau peut seul supprimer le trajet attico-tympanique.

4° Indications opératoires.

D'après ce qui précède nous pouvons ainsi formuler les indications de ces deux procédés opératoires :

1° *La trépanation mastoïdienne élargie* trouve sa *seule indication* dans la *mastoïdite chronique fistulisée directement dans le conduit,* type *fistule de Gellé.* Encore faut-il que *la caisse et l'audition soient intactes.*

2° *L'atticotomie transmastoïdienne* n'a également *qu'une seule indication :* les *suppurations de Shrapnell pures* qui doivent cependant remplir certaines conditions.

a) L'atticotomie transmastoïdienne demande à l'organisme pour la *cicatrisation de tissus malades* un *maximum d'effort :* il faut donc que celui-ci puisse être fourni. On devra rejeter cette opération s'il s'agit d'un malade *âgé,* d'un *débilité,* d'un *diabétique* ou d'un *tuberculeux.* Dans ces cas c'est une ossiculectomie ou une radicale qu'il faut pratiquer.

b) *Chaque fois que la suppuration de Shrapnell est compliquée,* il n'est pas prudent de laisser au milieu de la plaie opératoire un foyer de lésions capables d'entretenir ou de reproduire cette complication : l'évidement complet devient un minimum.

Faut-il considérer le cholestéatome comme une complication entraînant fatalement la radicale ?

C'est là une question difficile à résoudre. D'après les cas opérés par Heath, par Bondy et par nous même, le cholestéatome n'entrave en aucune manière l'épidermisation, au contraire, *il la facilite.* Mais, étant donné que dans l'atticotomie transmastoïdienne on ne curette pas à fond toutes les parois de l'attique, il reste certainement des ilots de cholestéatome qui peuvent faire craindre une récidive. Jusqu'à présent aucun auteur n'en a signalé.

Nos deux cas avec cholestéatome sont encore trop récents pour que nous puissions émettre une opinion. Il faut prolonger la surveillance des opérés et s'il y avait la moindre menace de récidive rien ne serait plus facile que de transformer l'atticotomie transmastoïdienne en un évidement complet.

c) *Le but principal de cette opération est de sauver l'audition.* — Deux cas se présentent :

1° *L'audition à peine touchée est voisine de la normale.*

Il va de soi que ce procédé est particulièrement indiqué.

2° *L'audition est fortement diminuée.*

S'il s'agit d'une *surdité labyrinthique* l'opération est *absolument contre-indiquée.*

S'il s'agit d'une *surdité de l'oreille moyenne,* la fonction auditive est susceptible d'être très améliorée, mais à une double condition, il faut que la chaîne des osselets ait conservé sa *continuité* et sa *mobilité.* Cliniquement il est facile de s'en assurer.

Nous avons vu qu'une carie étendue de l'enclume s'accompagne presque fatalement, dans le cas de suppuration de Shrapnell d'une disparition du mur de la logette à son niveau. L'examen otoscopique de cette région renseignera donc sur l'état probable de l'enclume.

Enfin on peut être certain de la mobilité de la chaîne si l'épreuve de GELLÉ est positive.

Les indications de la trépanation mastoïdienne élargie et de l'atticotomie transmastoïdienne sont à nos yeux très restreintes : *c'est l'état anatomique de la caisse qui doit décider de l'application d'un procédé conservateur ou non.*

CHAPITRE IV

TECHNIQUE OPÉRATOIRE

I — Trépanation mastoïdienne élargie.

Cette opération ne comporte aucun temps nouveau : c'est
une sélection parmi ceux de l'évidement complet dont la technique est parfaitement réglée et sans difficultés particulières ;
nous les rapellerons sans nous y attarder.

1° Préparation du champ opératoire.

Incision rétro-auriculaire.

Rugination du périoste mastoïdien.

Décollement du conduit membraneux : il doit se faire pru-
demment ; il faut se rappeler que le tympan est intact au fond
du conduit et qu'il doit être conservé tel. Le décollement doit
à peine dépasser la fistule du conduit : car là s'arrête la résection osseuse.

2° Trépanation de l'apophyse et recherche de l'antre.

Celui-ci, ouvert, est curetté soigneusement ainsi que les
cellules qui y débouchent. La paroi externe de l'aditus est

enlevée mais l'on ne doit pas pénétrer dans l'attique. Il faut s'arrêter dès que l'on aperçoit l'extrémité de la branche horizontale de l'enclume.

3° Résection du bord antérieur de la mastoïde.

Elle se fait à la gouge ou à la pince-gouge suivant les préférences de chacun. Elle doit être poussée jusqu'au trajet fistuleux inclusivement. Ce temps ne demande quelque attention que si l'orifice externe de la fistule est profondément situé dans le conduit au voisinage du tympan : il faut se rappeler que le canal du facial déborde en dehors de 2 à 3 millimètres la moitié inférieure de sa circonférence. Il y a intérêt à effectuer cette résection aussi complète que possible pour éviter la formation d'un éperon séparant le conduit de la cavité mastoïdienne.

4° Plastique du conduit.

Elle sert uniquement à en prévenir la sténose.

On emploie de préférence la méthode à grand lambeau inférieur qui donne la meilleure vue sur le toit de l'antre et de la caisse.

Suture de la plaie rétro-auriculaire et tamponnement à la gaze de la cavité opératoire.

Traitement post-opératoire.

Aucun traitement de la caisse n'est nécessaire puisque nous avons vu que la seule indication de la trépanation mastoïdienne élargie était la mastoïdite chronique fistulisée dans le conduit avec intégrité de la cavité tympanique. Le premier pansement est renouvelé le quatrième ou cinquième jour après l'opération; puis les autres tous les deux jours.

Lorsque toute la surface osseuse endo-mastoïdienne est recouverte de bourgeons de bonne nature, l'on panse à l'acide borique ; il y a avantage à laisser la cavité se combler le plus possible pour éviter la production d'un diverticule où s'accumuleront plus tard les débris de la desquamation du revêtement cutané (MAHU).

L'épidermisation totale est atteinte normalement entre quatre et six semaines.

II. — Atticotomie transmastoîdienne.

Cette opération est plus délicate, car aux temps de la précédente elle en ajoute un particulièrement difficile : la résection de la paroi externe de l'attique externe qui doit être conduite de façon à éviter toute lésion de l'enclume située immédiatement en dedans.

BONDY ne donne aucun détail technique sur ce temps opératoire, le seul dangereux pour la chaîne des osselets. Dès nos premiers essais nous avons été frappé de sa difficulté et nous nous sommes efforcés de trouver un procédé sans danger. Voici la méthode que nous avons adoptée.

Schématiquement l'opération comprend trois parties :

La première nous conduit à l'antre ;

La seconde à l'attique externe ;

La troisième traite les parties molles.

1re Partie : Trépanation de l'antre.

Le malade est préparé comme pour toute opération sur la mastoïde.

Après anesthésie au chloroforme, la région rétro-auriculaire rasée et aseptisée est garnie de champs opératoires. Le conduit auditif externe nettoyé et pansé les jours précédents est lavé à l'alcool et asséché.

L'incision rétro-auriculaire doit être longue et déborder au dessus du conduit pour permettre la mise à nu complète de sa voûte et de la racine longitudinale du zygoma. Il n'y a pas à craindre la chute du pavillon, puisque cette incision sera suturée dans toute son étendue à la fin de l'opération.

Rugination du périoste mastoïdien et décollement du conduit. Pour protéger le tympan pendant cette première partie de l'opération, Heath après décollement du conduit le recouvre d'un petit tampon de gaze. Bondy conseille de ne pas pousser le décollement jusqu'au fond : la membrane ainsi cachée est à l'abri de la gouge et des esquilles. Nous préférons la méthode de Heath pour cette raison que le décollement du périoste s'accompagne toujours d'une hémorragie assez abondante qui masque le champ opératoire. Pratiqué dès le début de l'opération, il permet à l'hémorragie consécutive de céder à un tamponnement pendant la recherche de l'antre : reporté après celle-ci, il cause une perte de temps appréciable.

D'autres auteurs, pour éviter que l'arrachement du périoste ne se poursuive jusqu'au cercle d'insertion tympanal, ont proposé de pratiquer avec un bistouri courbe une incision en dehors de cette membrane et parallèle à elle. Ce sont là des précautions qui ne sont pas indispensables et qui risquent de faire traîner l'opération en longueur. Un peu d'attention permet d'éviter tout cela.

Trépanation mastoïdienne et ouverture de l'antre :

Il en est ici comme dans tout évidement; c'est la trépanation classique qui peut être rendue laborieuse par la petitesse de l'antre, une procidence de la dure-mère ou de sinus.

Ce ne sont pourtant pas là des circonstances capables d'arrêter un opérateur entraîné au maniement de la gouge et du maillet.

PLANCHE VI

Figure 12.

La trépanation mastoïdienne est effectuée : le toit de l'antre bien découvert, se continue directement avec la paroi supérieure de l'orifice de trépanation.

Figure 13.

1ᵉʳ Temps. — Résection incomplète de la voûte et de la paroi postérieure du conduit.

Le paroi externe de l'attique n'est plus formée que par une lamelle osseuse de 3 millimètres d'épaisseur et parfaitement plane.

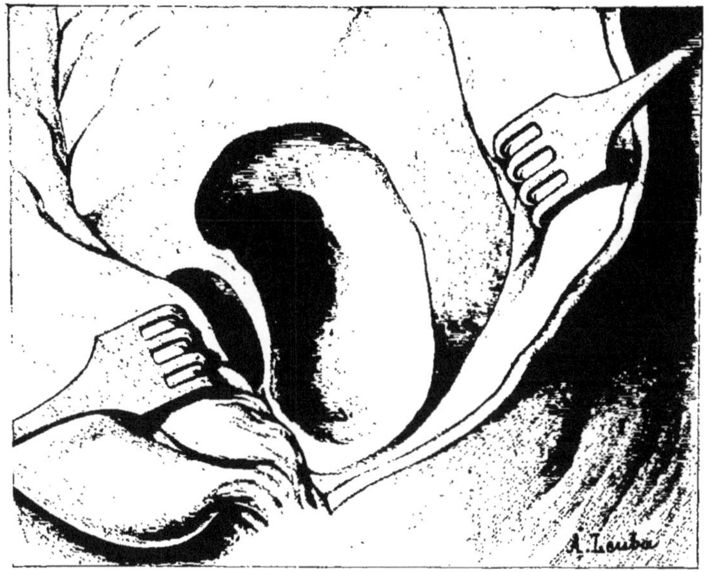

Fig. 12.

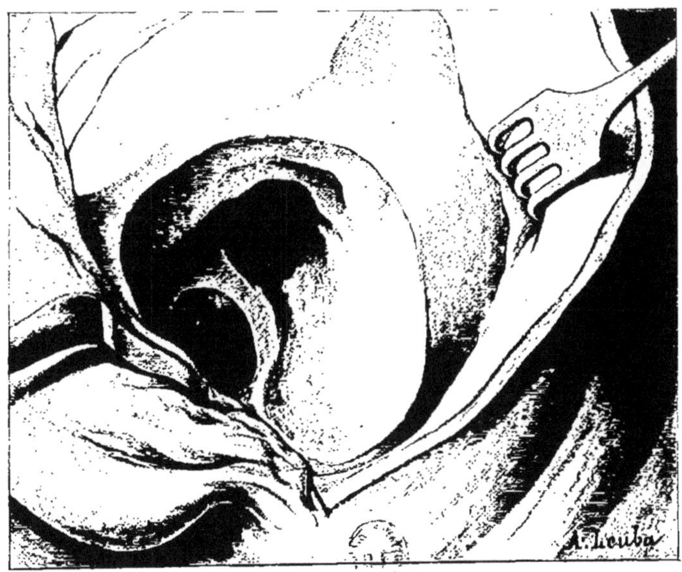

Fig. 13.

L'antre trouvé est largement ouvert et curetté. La paroi externe doit être complètement réséquée de telle sorte que le *toit, découvert le plus possible en avant*, jusqu'à l'aditus, se continue *directement*, sans ressaut, *avec la paroi supérieure de l'orifice de trépanation*.

La figure 12 représente terminée cette première partie de l'opération.

2ᵉ Partie : Ouverture de l'attique externe.

C'est la partie délicate de l'opération. La technique habituellement employée pour ce temps de l'évidement total ne peut être appliquée ici pour deux raisons :

D'abord le protecteur de STACKE doit être rejeté ; l'introduire dans l'aditus et le pousser ensuite plus avant dans l'attique c'est s'exposer à luxer presque certainement l'enclume. Ensuite, après la résection cunéiforme de la paroi externe de l'aditus, quelles que soient les précautions prises pour *rompre le pont*, toujours il se détache un bloc osseux, qui, cédant brusquement sous la poussée de la gouge, est entraîné en dedans. Comme cette rupture se fait précisément au niveau où la branche horizontale de l'enclume s'articule au seuil de l'aditus, la moindre pression s'exerçant perpendiculairement à la surface externe de cet osselet risque de le détacher de son point d'implantation.

La méthode que nous proposons supprime à la fois l'emploi du protecteur de STACKE et le danger de luxation de l'enclume en dedans, car au niveau des osselets la gouge travaille toujours *parallèlement à leur surface*.

Elle comprend quatre temps secondaires.

1ᵉʳ temps. — *Résection incomplète de la voûte et de la paroi postérieure du conduit.*

La voûte du conduit haute de 6 à 10 millimètres s'étend en profondeur sur une longueur de 14 à 16 millimètres.

Sur cette paroi obliquement inclinée et formée superficiellement de tissu osseux très dense, la gouge mord difficilement surtout au niveau du mur de la logette. Si la prise est légère, l'échappée est fatale; plus forte, elle nécessite un coup de maillet vigoureux qui, lorsque l'on arrive dans la profondeur, risque de détacher un bloc osseux qui luxera les osselets.

Pour éviter ces inconvénients nous commençons par réséquer la voûte du conduit *dans toute sa hauteur* sur une *profondeur de 10 à 12 millimètres*. On crée ainsi une *véritable plate-forme* qui représente la paroi externe de l'attique amincie. Sur cette surface *plane, dépolie*, épaisse de 2 à 3 millimètres, la gouge mord bien, sans crainte d'échappées.

Pour l'obtenir, une fois l'antre trépanné, il faut se servir d'une gouge large de 9 à 10 millimètres qui attaque l'os un peu au-dessous de la crête saillante de la racine longitudinale du zygoma. Pour éviter de mettre la dure-mère à nu, il faut avoir bien soin de *suivre la direction du toit de l'antre* dont le niveau est donné par l'orifice de trépanation mastoïdienne. On se donne du jour, à mesure que l'on descend dans la profondeur, en abrasant la paroi postérieure du conduit.

On s'arrête lorsque la plate-forme n'a plus que 2 à 3 millimètres d'épaisseur, ce qu'il est facile d'apprécier en introduisant doucement une sonde ténotome dans la partie supérieure de l'aditus.

La figure 13 indique mieux qu'une longue description l'aspect de la cavité opératoire à ce moment.

PLANCHE VII

FIGURE 14.

2ᵉ TEMPS. — *Ouverture supérieure de l'attique externe.*

Une gouge à labyrinthe de Hautant, de 3 millimètres, enlève par petits fragments la partie supérieure de la plate-forme. Le toit de l'aditus et de la caisse donne la limite supérieure à ne pas dépasser. Le cercle osseux péritympanal protège la chaîne des osselets

---

FIGURE 15.

3ᵉ TEMPS. — *La rupture du pont.*

Elle se fait à la partie *antérieure* du cercle osseux péri-tympanal, *en avant de la tête du marteau.*

Position de la gouge pour l'exécution de ce temps.

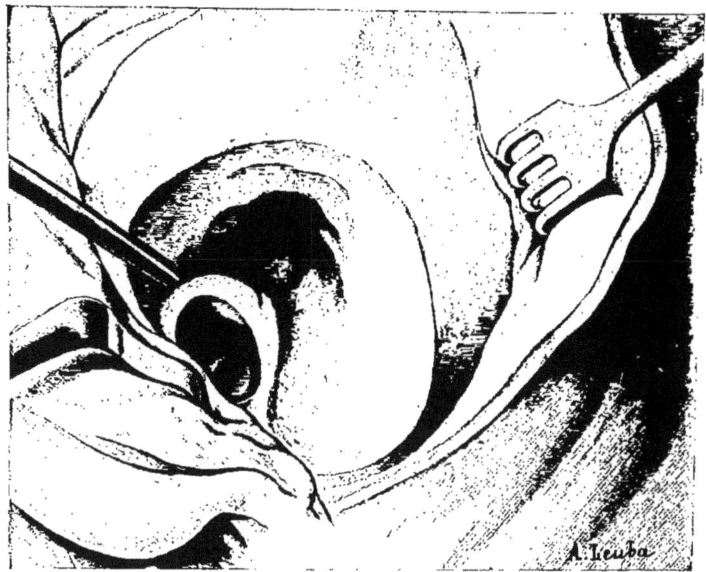

Fig. 14.

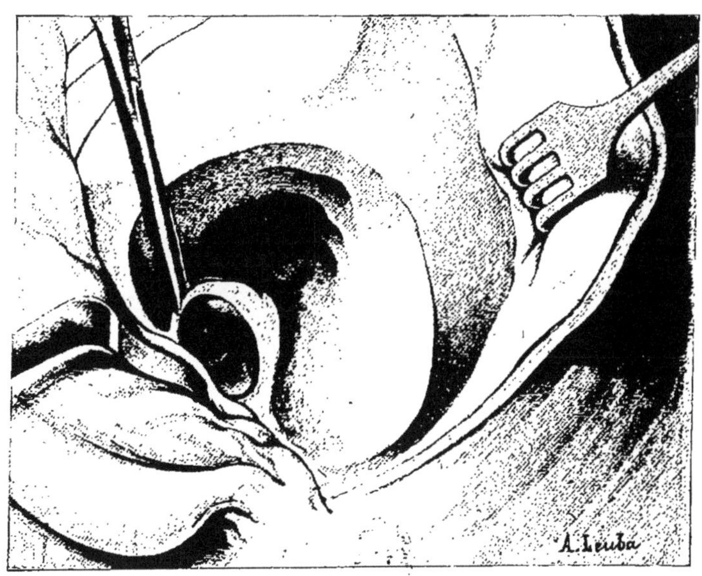

Fig. 15.

2ᵉ **temps**. — *Ouverture supérieure de l'attique.*

Avec une gouge à labyrinthe de HAUTANT, de 3 millimètres, nous enlevons par *petits fragments* et *d'arrière en avant* la *partie supérieure* de la plate-forme que nous venons d'établir : l'os est spongieux, peu épais et se laisse facilement couper. Les coups de maillets sont donnés légèrement et comme l'ouverture de l'attique se fait AU-DESSUS DES OSSELETS, *il n'y a aucun danger de luxation.*

La figure 14 représente la position de la gouge, légèrement inclinée d'avant en arrière, en train de creuser cette tranchée.

Elle a *sans cesse pour guide* le *toit de l'antre*, de l'*aditus*, puis *de l'attique :* c'est lui qui marque la limite supérieure à atteindre.

Bientôt l'on aperçoit la saillie de la tête du marteau et l'on pousse la résection *un peu au-delà de son bord antérieur*. A ce moment la paroi externe de l'attique externe n'existe plus dans sa moitié supérieure.

Dans sa moitié inférieure elle est représentée par le cercle osseux qui donne insertion au tympan et qui *protège les osselets.*

3ᵉ temps. — *Rupture du pont.*

Celle-ci doit se faire *non à sa partie postérieure*, au niveau de la branche horizontale de l'enclume, comme dans un évidement ordinaire, *mais à sa partie antérieure, en avant de la tête du marteau.* De plus, la gouge n'est pas dirigée de dehors en dedans, mais le plus obliquement possible, de *haut en bas.*

La figure 15 représente l'exécution de ce temps.

4e temps. — *Résection du cadre tympanal.*

Le pont rompu en avant du marteau, il reste à le faire
disparaître. On commence par la partie antérieure, la gouge
tenue dans la même position que pour le temps précédent.

Lorsque l'on a atteint le bord antérieur du conduit, il faut
revenir au segment postérieur.

La gouge doit alors être dirigée non plus *de haut en bas,*
mais *de bas en haut parallèlement à la surface externe des
osselets.* La résection se fait d'avant en arrière jusqu'au pied de
l'enclume qu'il ne faut pas découvrir entièrement; il se trouve
ainsi protégé contre la pression des mèches du pansement.

L'ouverture de l'attique est terminée. Dans toute sa partie
supérieure elle s'est faite *au-dessus des osselets* sans crainte de
les léser; dans sa partie inférieure, la gouge a été maintenue
parallèle à eux et non perpendiculairement. De plus, dans le
cas de perforation de SHRAPNELL, le seul qui nécessite cette
opération, *le ligament externe du marteau a disparu :* le mur
de la logette ne présente aucune adhérence sérieuse qui le
relie à la chaîne des osselets : il n'y a donc pas à craindre
d'attirer en dehors un de ces osselets en même temps qu'un
des fragments sectionnés du mur de la logette.

L'attique ouvert, il faut procéder à sa toilette. Les osselets
sont plus ou moins enveloppés de fongosités ou de lamelles
cholestéatomateuses. Il faut en enlever délicatement la plus
grande partie avec une curette fine : le reste peut être balayé
avec un jet de sérum tiède.

On termine enfin par une résection large de la paroi postérieure du conduit.

3e Partie : Traitement des parties molles.

Il ne comporte aucune particularité : il comprend la plastique du conduit et la suture de la plaie rétro-auriculaire.

PLANCHE VIII

FIGURE 16.

4ᵉ TEMPS. — *Résection du cadre tympanal.*

Elle se fait par petits fragments, d'avant en arrière.
Position de la gouge inclinée parallèlement à la surface des osselets.

FIGURE 17.

*L'opération terminée : le massif osseux du facial est le plus possible
abrasé. Le lambeau plastique est réséqué pour mieux montrer la cavité
opératoire.*

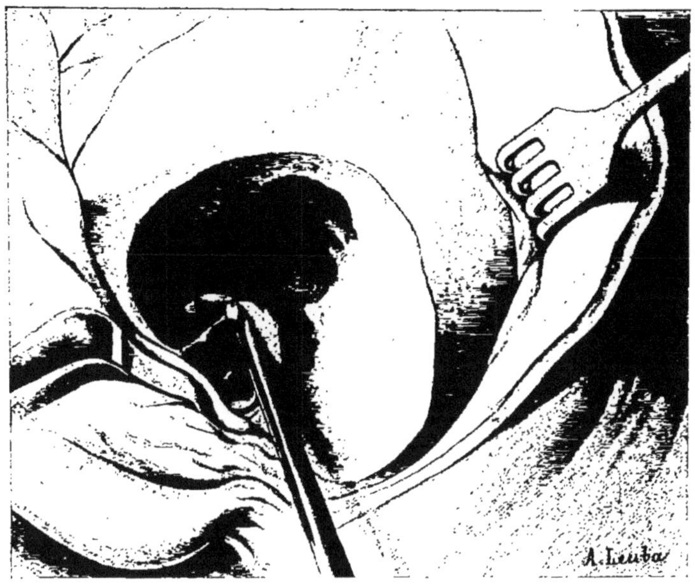

Fig. 16

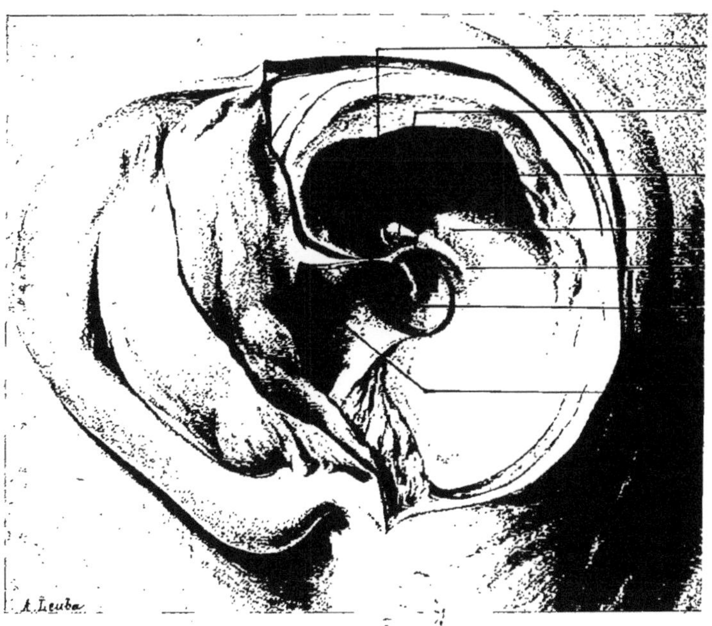

Fig. 17.

Plastique du conduit : la méthode à grand lambeau inférieur est la meilleure dans ce cas, car elle donne une bonne vue de la partie supérieure de la cavité opératoire.

On commence par faire au bistouri l'incision verticale en avant de la conque, puis avec des ciseaux courbes on sectionne la paroi supérieure en évitant de léser le tympan et les osselets dans la profondeur. Le lambeau ainsi obtenu est rabattu en bas et en arrière dans la cavité mastoïdienne et y reste maintenu par deux points de catgut.

Suture de la plaie rétro-auriculaire.

Pansement lâche de la plaie opératoire à la gaze.

Soins post-opératoires.

Le premier pansement est fait le surlendemain de l'opération. La mèche adhérente aux organes profonds doit être retirée doucement en s'aidant d'eau oxygénée qui facilite le décollement. Le fond de la caisse, si sensible, étant protégé par le tympan, ce pansement est moins douloureux que dans l'évidement.

L'ablation de la mèche est suivie d'une petite hémorragie. Il faut tamponner doucement et attendre quelques instants. On enlève les caillots accumulés et l'on débarrasse l'attique des débris qu'il contient au moyen d'un lavage au sérum tiède avec une canule de HARTMANN.

On sèche la plaie et on termine par un tamponnement à la gaze. Ces pansements sont renouvelés chaque jour, et les lavages sont exécutés pendant une semaine suivant les lésions des osselets. Si le bourgeonnement au niveau de l'attique est exubérant, il faut le modérer soit par la curette, soit par l'acide chromique. Ces bourgeons sont peu développés sur la chaîne des osselets. Ce sont ceux qui descendent de la paroi supérieure qu'il faut surtout surveiller.

Si l'attique contenait du cholestéatome, l'épidermisation marche rapidement et en quatre semaines celle-ci peut être complète. S'il existe des lésions d'ostéite des osselets, la guérison se fait attendre plus longtemps. Quelques cautérisations à l'acide borique ou au chlorure de zinc activeront l'élimination des parties nécrosées.

Il est difficile de fixer, même approximativement, la durée de cette période de pansements, car trois facteurs interviennent : l'étendue et la nature de la lésion, la vigueur du sujet, et l'à-propos du panseur.

Lorsque l'épidermisation est terminée, la cavité de l'antre et de l'aditus est en partie comblée, le conduit large laisse apercevoir le tympan normal tandis que la chaîne des osselets recouverte de tissu conjonctif n'est plus visible.

Mais l'on peut voir ce tissu se résorber au bout de quelques mois; la chaîne des osselets, simplement recouverte d'une mince pellicule épidermique, apparaît avec tous ses détails.

CHAPITRE V

RÉSULTATS

Les graves événements que nous traversons ne nous ont pas permis d'apporter à l'appui de notre thèse un aussi grand nombre d'observations que nous aurions désiré.

Nous avons personnellement opéré, suivant la méthode que nous avons décrite, quatre malades (observations III à VI) et nous avons aidé notre maître HAUTANT et notre collègue RAMADIER dans deux autres interventions (observations I et II).

Ces opérations ont été pratiquées dans des circonstances différentes :

Deux (observations III et VI) pour des suppurations de SHRAPNELL pures ;

Trois (observations I, II et V) pour des suppurations attico-antrales avec perforation postéro-supérieure du tympan ;

Une (observation IV) pour une suppuration de l'oreille moyenne avec perforation tympanique centrale ; nous reconnûmes plus tard qu'il s'agissait d'une suppuration de la trompe.

Si nous considérons les résultats obtenus sur la suppuration et sur l'audition nous trouvons :

1° *Dans les deux cas de perforation de Shrapnell pure*, la suppuration est complètement tarie.

Pour le cas III, la guérison persiste depuis le 29 janvier 1914, c'est-à-dire depuis dix-sept mois; nous avons revu le malade le 9 juin 1915; la plaie opératoire est complètement cicatrisée et la guérison semble définitive. L'audition à la voix basse qui était, avant l'opération, de 2 m. 50 est maintenant de 10 mètres; il perçoit normalement le diapason de 32 V. D.

Ce malade que nous avons évidé totalement de l'autre côté entend normalement, il a été pris dans le service armé. Ce résultat est très encourageant.

Le cas VI est encore trop récent pour que l'on puisse porter un jugement définitif; l'opération date du 13 mars 1915. La cicatrisation était complète le 17 mai; mais un très léger suintement persista jusqu'au 14 juin. A cette date l'oreille était complètement sèche.

L'audition à la voix basse qui, avant l'opération, était de 10 centimètres atteignit au troisième pansement 1 m. 30, puis descendit progressivement; elle est actuellement de 50 centimètres. Nous sommes persuadés que, d'ici quelques mois, lorsque la résorption du tissu conjonctif sera accomplie, l'audition augmentera dans des proportions considérables. Ce malade est à peu près sourd de l'oreille gauche; nous avons opéré l'oreille droite, malgré une mauvaise audition parce que nous étions à peu près certain que la chaîne des osselets n'était pas rompue : nous en avons eu la preuve au moment de l'opération.

2' *Pour les suppurations attico-antrales avec perforation tympanique* les résultats sont moins favorables.

Sur trois cas opérés :

Le premier (observation I) n'a pas été revu depuis son départ de Saint-Antoine; nous ne pouvons donc apprécier les résultats éloignés.

Le second (observation II) suppurait encore, quoique très légèrement, trois mois et demi après l'opération. Nous l'avons revu le 25 mai 1915. L'oreille est complètement sèche; mais l'enclume s'est éliminée et l'étrier apparaît libre ; l'évidement partiel s'est donc transformé spontanément en évidement complet et c'est par ce mécanisme que la suppuration a cessé à une date que nous n'avons pu déterminer puisque la malade a négligé de se faire examiner pendant près d'une année.

Le troisième enfin (observation V) continue à suppurer huit mois après l'opération ; l'audition, il est vrai, s'est améliorée : il entend la voix basse à 1 m. 80, tandis qu'avant l'opération il ne la percevait qu'à 60 centimètres. Mais si malgré le traitement médical, la suppuration persiste trop longtemps, il est à craindre que la branche descendante de l'enclume ne s'élimine ; l'audition redeviendrait ce qu'elle eût été si l'on avait pratiqué dès le début un évidement total et l'on eût singulièrement abrégé la période des pansements.

3° Reste le cas *d'une suppuration de la trompe* avec perforation tympanique centrale. L'opération semble n'avoir exercé aucune influence sur elle ; la plaie opératoire était complètement cicatrisée que le pus s'écoulait encore en abondance par la perforation tympanique : cette suppuration ne céda qu'à des bains répétés d'une solution saturée d'acide picrique. L'audition est revenue normale (voix basse à 9 mètres) comme elle l'eût été sans doute après un simple traitement médical. Cette observation a du moins le mérite de montrer que la résection du mur de la logette ne saurait entraîner par elle-même un trouble quelconque dans l'audition.

Ces faits confirment ce que le raisonnement doit faire supposer. Une fistule de l'oreille ne se traite pas autrement qu'une fistule d'une autre partie de l'organisme ; il faut inciser le trajet et panser à plat. Si ces deux conditions sont réalisées par la trépanation mastoïdienne élargie dans les mastoïdites chroniques avec fistule de Gellé, et par l'atticotomie transmastoïdienne dans les suppurations attico-antrales avec perforation de la membrane de SHRAPNELL, il n'en est plus de même dans les suppurations attico-antrales avec perforation tympanique. Pratiquées dans ce dernier cas, ces opérations conservatrices ne peuvent donner que des résultats très incertains qui ne manqueront pas de jeter le discrédit sur des méthodes qui, judicieusement employées, ont une valeur indéniable.

OBSERVATIONS

OBSERVATION I

Jeanne B..., 24 ans, employée de commerce, vient consulter le 20 septembre 1913 à l'hôpital Saint-Antoine, pour une suppuration chronique assez abondante de l'oreille gauche et une diminution très marquée de l'audition de ce côté.

Cette otorrhée date de l'enfance et a succédé à une otite moyenne aiguë non soignée.

Peu après l'otite primitive la malade s'est aperçue d'une diminution progressive de l'ouïe : depuis dix ans elle n'entend plus de l'oreille malade.

Dans son passé pathologique on ne relève aucune affection à retentissement auriculaire ; elle aurait eu deux accès légers de rhumatisme : l'un à 19 ans, l'autre à 21.

Examen :

Oreille gauche. — On aperçoit, après ablation du pus qui remplit le conduit auditif externe, un gros polype rouge, mobile, pédiculé, qui en obstrue toute la lumière. Il est impossible de se rendre compte du point exact de son implantation.

Audition : Voix haute à 10 centimètres avec assourdissement de l'oreille droite.

Weber : latéralisé à gauche.

Rinne : négatif.

Schwabach prolongé 25″/15″.

Oreille droite. — *Normale.*

La malade qui n'habite pas Paris, entre le 27 septembre 1913 salle Isambert, lit n° 11.

Le 29 septembre. — Ablation au serre-nœud d'un polype gros comme un pois dont le point d'insertion semble être la région de l'aditus.

Pendant les jours qui suivent, pansements quotidiens : diminution progressive de l'écoulement ; amélioration de l'audition.

Le 6 octobre. — L'écoulement persiste encore, assez abondant pour imprégner entièrement une mèche de gaze en vingt-quatre heures. A l'examen otoscopique on constate

1° Une perforation tympanale réniforme postéro-inférieure. La lèvre antérieure est intimement accolée au promontoire, la lèvre postérieure est libre. Il en résulte que l'introduction d'un stylet dans la partie antérieure de la caisse est impossible, tandis qu'elle est facile dans la partie postérieure et dans l'aditus. Le stylet permet même de constater des fongosités à ce niveau et c'est vraisemblablement là le reste du polype enlevé : un point osseux dénudé.

2° Le manche du marteau est très incliné et adhérent au promontoire. La partie antérieure du tympan, c'est-à-dire toute celle située en avant du manche, présente un aspect blanc jaunâtre dû à une légère infiltration calcaire.

3° Le valsalva ne passe pas.

4° *Épreuve de l'ouïe :*

Voix basse à 0 m. 75.

Montre à 5 centimètres.

Diapasons graves de 32 et 64 vibrations doubles *ne sont pas perçus.*

La perception aérienne commence au 128 V. D.

Sons aigus : conservés.

Weber : latéralisé à gauche.

Rinne : négatif. Conduction osseuse = aérienne.

Schwabach prolongé 20″/15″.

Gellé : positif.

Labyrinthe normal.

Le nystagmus à l'épreuve rotatoire persiste 50″ dans les deux sens.

Le nystagmus à l'épreuve calorique à 25° apparaît à 80 centimètres cubes.

Pour traiter aussi rapidement que possible cette malade pressée de rentrer chez elle, on décide de faire un évidement partiel.

Le 9 octobre 1913. — Opération.

Elle est effectuée par le Docteur Hautant que nous aidons.

Anasthésie chloroformique.

Incision rétro-auriculaire, incision du périoste et décollement du conduit.

Trépanation transpino-méatique : mastoïde déploétique.

On trouve un antre de dimensions moyennes dont la muqueuse est fongueuse.

L'autre largement ouvert et curetté, on attaque la paroi externe de l'aditus : elle est enlevée entièrement. On retire les fongosités qui l'obstruent et on aperçoit la branche horizontale de l'enclume reposant sur le seuil.

La paroi externe de l'attique est réséquée en partie; mais on laisse un mince cadre osseux à la membrane du tympan. Le bord antérieur de la mastoïde est enlevé à la gouge; on constate alors des fongosités dans quelques cellules limitrophes du conduit immédiatement au-dessous de l'aditus et en avant du facial.

Plastique du conduit comme dans un évidement complet, suture aux crins de la plaie rétro-auriculaire. Pansement par le conduit.

Suites opératoires. — *Le 12 octobre.* — Premier pansement. On enlève très doucement les mèches qui sont très adhérentes : hémorragie assez abondante; la cavité opératoire est pleine de sang et il est impossible de se rendre compte exactement de l'état des organes profondément situés.

Le 13 octobre. — Deuxième pansement. L'hémorragie est moindre, on tamponne et l'on enlève ensuite les caillots qui masquent le fond de la plaie.

On constate alors que le petit pont osseux qui reliait le mur de la logette au massif du facial a disparu. Il est difficile de dire si c'est là le résultat d'une mauvaise nutrition de ce pont isolé, ou d'une fracture au moment de l'opération qui l'aurait séparé du massif osseux environnant. Toujours est-il que la trépanation mastoïdienne élargie s'est transformée spontanément en une atticotomie transmastoïdienne.

Le fond de la plaie commence à bourgeonner et la face externe de l'enclume n'est déjà plus reconnaissable.

L'audition à la voix basse a légèrement augmenté : elle est maintenant de 1 m. 10.

Le 15 et 16 octobre. — Pansements journaliers : les bourgeons qui cachent les osselets augmentent.

Le 22 octobre. — Légère infection de la plaie qui cède en quelques jours, l'audition diminue.

Le 4 novembre. — La cavité mastoïdienne et la région de l'aditus sont comblées par des bourgeons conjonctifs de bon aspect : l'épidermisation progresse, mais au niveau du seuil de l'aditus on sent une surface osseuse encore dénudée.

Le 20 novembre. — Épidermisation presque complète de la cavité opératoire sauf au niveau de l'aditus et de l'enclume; suppuration légère, pansement à l'acide borique.

Le 17 décembre. — La malade quitte sur sa demande l'hôpital.

L'épidermisation est terminée mais il y a encore un léger suintement par la perfection tympanique.

L'audition à la voix basse est maintenant de 1 m. 30. Pansement à l'acide borique.

La malade vient encore quelque temps aux pansements, puis disparaît sans laisser d'adresse. Il nous a été impossible de la revoir et de savoir si la guérison est définitive et si l'audition s'est maintenue et améliorée.

OBSERVATION II

Jeanne B..., 28 ans, ménagère, entre le 24 février 1914, salle Isambert, lit n° 5, pour des douleurs de la région mastoïdienne gauche.

Opérée déjà en 1910, à Évreux, de mastoïdite gauche, elle fut reprise en novembre 1913 de douleurs vives dans la région de la cicatrice; un abcès se forma et fut ouvert par un médecin : une fistule rétro-auriculaire persiste.

Depuis 15 jours nouvel écoulement purulent par le conduit auditif. Enfin, il y a une semaine, les douleurs mastoïdiennes sont réapparues.

Actuellement pas de douleurs rétro-auriculaires spontanées, la pression seule révèle au niveau du bord antérieur de la mastoïde un point douloureux.

La cicatrice est déprimée au niveau de la région antrale et le fond en est occupé par une fistulette.

Le stylet y pénètre profondément et y perçoit un point osseux dénudé.

L'écoulement par le conduit est assez abondant et fétide.

L'examen otoscopique révèle une perforation tympanique postéro-supérieure d'où sortent deux petits polypes. La partie antérieure de la membrane semble à peu près normale : le manche du marteau est incliné et semble adhérer au fond de la caisse.

Audition : Voix basse, à 0 m. 40.

Weber : latéralisé à gauche.

Rinne : négatif.

Schwabach : prolongé 18″/15″.

Le 27 février 1914. — *Opération :* Elle est affectuée par notre collègue Ramadier, que nous aidons.

La trépanation déjà faite, large de 1 centimètre de diamètre, conduit dans l'aditus. Élargissement en entonnoir de la cavité dans une mastoïde très scléreuse. En avant, on enlève avec beaucoup de précautions les parois externes de l'aditus et de l'attique pleins de fongosités et que l'on curette légèrement. La tête du marteau et peut-être aussi l'enclume (on ne peut l'affirmer) apparaissent; mais on n'ose pousser trop loin l'opération dans ce tissu saignant.

En arrière, une longue traînée horizontale de fongosités dures se se dirige vers le sinus qui doit être très loin en arrière, car on ne peut le découvrir malgré une trépanation très large. Cette traînée est curettée soigneusement de même que deux ou trois petites cellules présinusales isolées.

En haut l'os est sain : on découvre un peu la dure-mère.

En bas on évide en os sain, scléreux.

Résection large du massif du facial.

Plastique du conduit à grand lambeau inférieur.

Suture rétro-auriculaire.

Suites opératoires. — Elles furent normales, nous n'en rapportons pas la suite quotidienne, car notre collègue RAMADIER actuellement dans les tranchées de l'Argonne n'a pu rassembler ses notes restées à Paris.

Le 22 mars. — L'épidermisation commence en partant de la membrane tympanique pour s'étendre en arrière.

Elle sort de l'hôpital le 9 avril 1914 : la suppuration n'était pas encore tarie au niveau de la perforation tympanique; elle percevait la voix chuchotée à 0 m. 30 du côté de l'oreille opérée.

La malade revient tous les deux jours aux pansements; le 9 mai, la malade obligée de se rendre en province interrompt le traitement. Nous la revoyons le 9 juin, la suppuration est très légère, mais persiste cependant. Nous lui conseillons de retourner à la campagne et de se verser matin et soir quelques gouttes d'alcool boriqué dans l'oreille opérée.

Le 25 mai 1915. — La malade revient à Saint-Antoine où nous l'examinons.

La cavité opératoire est sèche et parfaitement épidermisée; au fond de la caisse on aperçoit une traînée de tissu conjonctif de teinte rosée qui sépare la cavité en deux étages.

Le supérieur correspond à l'attique, il est libre; l'inférieur correspond à la caisse; le revêtement épidermique est intact, et, à la partie postéro-supérieure, on aperçoit tout entier l'étrier qui fait saillie dans la niche de la fenêtre ovale. L'enclume a disparu : le marteau est englobé en avant dans une traînée conjonctive.

L'examen de l'audition donne :

Voix basse : perçue à 50 centimètres.

Diapason : 32, 64, 128. Vibrations doubles ne sont pas perçues par la voie aérienne.

WEBER : latéralisé à gauche.

RINNE : négatif.

SCHWABACH : prolongé 20″/15″.

Limite des sons aigus : 17.000 V. D.

Le résultat de l'intervention sur la suppuration est excellent; mais l'audition n'a pas changé. Cela tient à la disparition de l'enclume, qui, nécrosée au moment de l'opération s'est éliminée au cours des pansements. Si l'on fait abstraction du marteau refoulé contre la paroi antérieure de la caisse, la disparition de l'enclume a transformé l'évidement partiel en un évidement total.

OBSERVATION III

Octave Hen..., 30 ans, vernisseur, vient consulter le 21 décembre 1913 à l'hôpital Saint-Antoine pour une suppuration déjà ancienne de l'oreille gauche.

Il ne peut en préciser le mode de début; il se rappelle avoir eu dans son enfance des écoulements d'oreilles intermittents; ce n'est que depuis cinq ou six ans qu'elle coule sans interruption. Il n'en a jamais souffert.

Il n'entend rien de cette oreille et depuis quelque temps il a remarqué que l'audition de l'oreille droite, intacte jusqu'ici, diminue.

Il y a un mois, il est allé consulter un spécialiste : l'ablation d'un polype entraîna de violents vertiges qui persistèrent toute une semaine. Actuellement ils ont disparu.

Examen :

Oreille gauche. — Après nettoyage du conduit auditif externe obstrué par du pus fétide et des débris épidermiques agglutinés, on constate une large perforation de la membrane de SHRAPNELL : le mur de la logette est entièrement détruit, l'enclume et la tête du marteau ont disparu. La membrane du tympan persiste dans ses deux tiers inférieurs, mais est rouge et infiltrée. Toute la cavité de l'attique et l'atrium sont obstrués par des débris cholestéotomateux.

Oreille droite. — On aperçoit à la partie toute supérieure du conduit une petite croutelle jaunâtre qui, enlevée, laisse voir une petite perforation de SHRAPNELL par laquelle s'échappe un petit polype.

La membrane du tympan semble à peu près normale, très légèrement rosée.

On institue d'abord un traitement médical : lavages à la canule de HARTMANN, attouchements à l'acide chromique, pansements à l'alcool boriqué. Ce traitement quotidien est poursuivi pendant trois semaines, la suppuration persiste des deux côtés.

Comme le malade ne peut se soumettre indéfiniment à un traitement incertain et que l'ablation des osselets risque de le rendre a peu près complétement sourd, nous lui proposons un évidement partiel. Il entre le 19 janvier 1914 salle Itard, lit n° 15, pour subir cette opération.

L'examen de l'audition à cette date donne les résultats suivants :

Oreille gauche. — Voix basse perçue à 1 mètre.

Diapasons de 32 et 64 V. D. ne sont pas perçus.

WEBER : indifférent.

RINNE : négatif.

SCHWABACH : prolongé 20″/15″.

Limite supérieure des sons, 16.000. Vibrations.

Labyrinthe postérieur normal.

Oreille droite. — Voix basse à 2 m. 50.

Diapason de 32 V. D. = 0.

Diapason de 64 V. D. == faiblement perçu.

RINNE : négatif.

GELLÉ : positif.

Limite supérieure des sons 17.000. Vibrations.

Labyrinthe postérieur normal.

Le 28 janvier 1914, nous pratiquons une *atticotomie transmastoïdienne*.

Anesthésie au chloroforme.

Incision rétro-auriculaire prolongée en haut jusqu'au dessus du pavillon, et rugination du périoste.

Le conduit membraneux est décollé avec précautions jusqu'au fond du conduit et la membrane du tympan est protégée par un petit tampon de gaze.

Trépanation de l'antre : mastoïde éburnée extrêmement dure. L'antre est profondément situé, de la grosseur d'un haricot et plein de fongosités.

Résection de la paroi externe de l'aditus : celui-ci est large et tapissé par une blanche membrane cholestéatomateuse. On attaque alors à la gouge la voûte du conduit et on amincit progressivement la paroi externe de l'attique. Avec une fine gouge de HAUTANT, de 3 millimètres, nous enlevons la partie supérieure de cette paroi ne laissant qu'un cercle osseux péri-tympanal qui protège les osselets. Ce cercle est rompu à sa partie antérieure en avant de la tête du marteau, puis réséqué d'avant en arrière.

La cavité de l'attique externe est pleine de cholestéatome, on l'enlève avec une curette et des petits tampons de coton humide.

La tête du marteau et l'enclume semblent recouvertes de fongosités que l'on curette légérement : l'examen en est difficile parce qu'ils sont cachés par ces fongosités et du sang.

Résection du massif osseux du facial.

Plastique du conduit à grand lambeau inférieur et suture de la plaie rétro-auriculaire.

Tamponnement léger de la cavité opératoire à la gaze.

L'opération a duré une heure un quart.

Suites opératoires. — Le premier pansement est laissé en place pendant trois jours.

Le 1ᵉʳ février. — On enlève la mèche en l'imbibant fortement d'eau oxygénée : la douleur est très légère.

Petite hémorragie qui cède en quelques minutes à un tamponnement.

Aspect bourgeonnant du fond de la plaie : les osselets sont à peine visibles.

Le 2 février. — Un lavage de l'attique au sérum tiède avec la canule de HARTMANN ramène des débris purulents et cholestéatomateux. Le stylet perçoit encore assez nettement le marteau et l'enclume recouverts de bourgeons.

Au-dessous le tympan est presque normal.

Les 3 et 4 février. — Même traitement : lavages de l'attique au sérum, il n'y a plus de lamelles cholestéatomateuses.

Le 5 février. — La cavité de l'oreille présente deux parties :

Une inférieure formée par le plancher du conduit et le tympan d'aspect normal.

Une supérieure, cruentée formée par l'antre, l'aditus et l'attique qui bourgeonnent.

Ablation des fils rétro-auriculaires.

Audition à la voix basse : 1 m. 50.

Le 10 février. — Plus de tamponnement : pansement à l'acide borique.

Le 13 février. — Le malade quitte l'hôpital : la cavité opératoire est en partie épidermisée, on la panse à l'acide borique.

Le malade doit revenir tons les deux jours au pansement.

Le 27 février. — L'épidermisation est complète.

Toute la chaîne des osselets est englobée par du tissu conjonctif.

Audition de la voix basse à 2 mètres.

Le 18 mars. — L'oreille opérée est absolument sèche.

Peu de modification de l'aspect de l'attique et de l'aditus.

L'audition à la voix basse a considérablement augmenté : il l'entend maintenant à 6 mètres.

Le 27 avril. — L'oreille gauche coule toujours et le malade se plaint de maux de tête continuels de ce côté.

L'audition de l'oreille droite semblant définitivement sauvée, on décide un évidement complet du côté gauche.

Le 29 avril. — Évidement pétro-mastoïdien complet du côté gauche. Suites opératoires normales.

Le 26 mai. — *Oreille gauche.* — La cavité opératoire a bon aspect, le fond de caisse est épidermisé : on panse à l'acide borique.

Oreille droite. — La guérison se maintient complète.

L'audition de la voix basse est maintenant à 7 mètres.

L'aspect otoscopique s'est sensiblement modifié.

L'étage inférieur est fermé par le tympan absolument normal, nacré et transparent. Le manche du marteau est bien visible. De son apophyse externe un peu saillante se détachent deux replis horizontaux, brides fibreuses qui se dirigent l'une en arrière vers le sommet du massif facial, l'autre en avant vers la paroi antérieure du conduit.

Au-dessus l'épidermisation est complète.

Le tissu conjonctif s'est en partie résorbé : on aperçoit la saillie de la tête du marteau et les contours de l'enclume.

La région de l'aditus se creuse.

Le valsalva ne passe pas.

Le 10 juin. — *Oreille gauche :* épidermisation complète.

Audition de la voix basse à 1 mètre.

Oreille droite. — La résorption du tissu conjonctif est de plus en plus complète : les osselets apparaissent recouverts d'une pellicule épidermique.

Audition : voix basse à 8 *mètres.*

Diapason de   32 V. D. perçu 17″ normalement 25″.
     —   64 V. D.   —   35″   —   50″.
     —   128 V. D.   —   40″   —   60″.

Le malade entend bien mieux qu'avant son opération ; il suit maintenant très bien toute conversation.

Le 9 juin 1915. — Nous revoyons le malade venu quelques jours à Paris en convalescence d'une bronchite.

Il fait campagne depuis le début de la guerre.

Oreille droite. — Tout le tissu conjonctif est résorbé et les osselets sont recouverts d'une mince pellicule d'épiderme ; ils sont visibles avec tous leurs détails.

Pas de trace de récidive de cholestéatome.

Audition de la voix basse à 10 mètres.

Diapason de 32 V. D perçu normalement.

Rinne : positif.

Oreille gauche. — Cavité d'évidement bien épidermisée.

Audition de la voix basse à 2 mètres.

On peut considérer la guérison comme définitive : elle a nécessité un arrêt de trente jours seulement pour l'oreille droite ; l'audition de ce côté est *normale.*

OBSERVATION IV

Mme Marie C..., 24 ans, vernisseuse, vient consulter le 21 septembre 1914 à l'hôpital Saint-Antoine pour une suppuration chronique de l'oreille droite.

Le début de l'écoulement remonte à 1909 : à ce moment otite aiguë droite, la malade néglige de se soigner et vient seulement consulter à Saint-Antoine six mois plus tard. Notre collègue et ami RENDU la traite pendant quatre mois : pansements d'oreille et ablation de végétations adénoïdes. Il obtient un assèchement complet de l'oreille avec une bonne audition (la malade ne peut préciser davantage).

Un an plus tard réapparition d'une otorrhée intermittente d'abord, puis continue. Depuis trois ans l'écoulement est abondant, traversant les tampons et tachant l'oreiller : il est de plus fétide.

A l'examen otoscopique on constate une petite perforation tympanique centrale : le tympan est rouge et infiltré en totalité.

L'audition est relativement bonne.

Voix basse à 1 m. 50.

Perception des sons graves à partir du diapason de 64 V. D.

RINNE : négatif.

WEBER : latéralisé à droite.

SCHWABACH : prolongé 18″/15″.

GELLÉ : positif.

Limite supérieure des sons à 17.000. Vibrations.

Labyrinthe postérieur normal.

L'oreille gauche est intacte.

Traitement médical pendant quinze jours : nettoyage du conduit, pansements à l'alcool boriqué.

Aucune amélioration : le pus est encore fétide.

Nous supposons qu'il s'agit d'une suppuration attico-antrale et comme le tympan est en majeure partie conservé nous proposons une intervention chirurgicale qui est acceptée.

La malade entre salle Isambert.

Le 3 octobre 1914. — *Atticotomie transmastoïdienne.*

Anesthésie au chloroforme.

Incision rétro-auriculaire, rugination du périoste, décollement du conduit membraneux. Protection de la membrane du tympan par un tampon de gaze.

Trépanation de l'antre qui est profond et de dimensions moyennes : la muqueuse est infiltrée mais on ne trouve pas de lésions osseuses.

L'aditus est ouvert et la paroi externe de l'attique attaquée à la gouge. Ouverture de l'attique au-dessus de la chaîne des osselets ; le cercle péri-tympanal est conservé. Rupture de ce cercle osseux en avant de la tête du marteau et résection progressive d'avant en arrière du segment postérieur.

L'attique apparaît presque sain : pas de cholestéatome ni de lésions osseuses.

Résection du massif osseux du facial.

Plastique du conduit à grand lambeau inférieur.

Suture de la plaie rétro-auriculaire.

Tamponnement de la cavité opératoire à la gaze.

Suites opératoires. — *Le 5 octobre.* — Premier pansement. L'ablation de la mèche est suivie d'une légère hémorragie. Tamponnement. On ne peut apercevoir le fond de la plaie cachée par des caillots.

Le 7 octobre. — Le pansement est renouvelé : la chaîne des osselets est bien visible.

La suppuration continue par la perforation tympanique aussi abondante qu'avant l'opération. On pense qu'il doit s'agir d'une suppuration de la trompe.

L'audition à la voix basse n'a pas varié : 1 m. 50.

Le 20 octobre. — La suppuration est sans changement ; le bourgeonnement de la plaie continue.

Le 10 novembre. — L'épidermisation de la cavité mastoïdienne est en partie terminée.

Pansements et bains d'oreille avec une solution saturée d'acide picrique.

Le 15 décembre. — Épidermisation complètement terminée ; la suppuration est tarie ; le tympan est encore rouge et infiltré ; la perforation persiste.

La chaîne des osselets est invisible.

L'audition à la voix basse a doublé : 3 mètres.

Le 24 janvier 1915. — La guérison est complète.

Le tympan est normal mais la perforation persiste de la dimension d'une tête d'épingle ; il existe une petite plaque calcaire dans le quadrant antéro-inférieur.

Le valsalva passe.

L'audition à la voix basse a encore augmenté : 5 mètres.

On tente de fermer la perforation tympanique par des attouchements à l'acide trichloracétique : malgré la répétition des applications on n'arrive à aucun résultat.

Le 10 juin 1915. — L'état de la malade est toujours satisfaisant.

La cavité opératoire est bien épidermisée; le tympan a son aspect gris normal; la perforation centrale persiste.

La chaîne des osselets n'est pas encore visible.

L'audition est maintenant normale.

Voix basse à 6 mètres.

Diapason 32 V. D. perçu normalement.

OBSERVATION V

André Ch..., 11 ans, est atteint depuis l'âge de 8 ans d'une suppuration de l'oreille droite. Il est soigné assez irrégulièrement depuis cette époque et tous les traitements médicaux employés n'ont donné aucun résultat : l'écoulement persiste peu abondant, intermittent, mais fétide.

Il est à peu près sourd de l'oreille gauche depuis son enfance.

Nous l'examinons pour la première fois le 28 septembre 1914.

Oreille droite. — Perforation tympanique postéro-supérieure par où s'écoule du pus extrêmement fétide; la partie antérieure de la membrane est intacte. Un stylet introduit par cet orifice gagne la région de l'aditus et y sent une petite surface osseuse dénudée.

Audition. — Voix basse à 60 centimètres.

Diapason 32 V. D. = 0.

Diapason 64 V. D. perçu faiblement.

Rinne : négatif.

Schwabach : prolongé 20″/15″.

Weber : latéralisé à gauche.

Gellé : positif.

Limite supérieure des sons 17.000. Vibrations.

Labyrinthe postérieur normal.

Oreille gauche. — Disparition du segment postérieur du tympan et de l'enclume.

Le reste du tympan englobant le manche du marteau est adhérent au promontoire.

Audition. — Voix basse à 30 centimètres.

Diapasons de 32 et 64 V. D. = 0.

RINNE : négatif.

WEBER : latéralisé à gauche.

Limite supérieure des sons 16.000.

Labyrinthe postérieur normal.

Pendant quatre semaines nous appliquons un traitement médical régulier : lavages de l'attique, cautérisations à l'acide chromique, pansement à l'alcool boriqué.

La suppuration persiste, fétide.

Nous croyons à une atteinte profonde de l'antre et, étant donné la surdité de l'oreille gauche, nous proposons à droite un évidement partiel.

Le 26 octobre 1914. — *Atticotomie transmastoïdienne.*

Anesthésie au chloroforme.

L'opération est conduite selon notre méthode décrite. Trépanation de l'antre qui est petit, tapissé par une muqueuse fongueuse.

La paroi externe de l'aditus réséquée, on enlève en partie celle de l'attique et l'on ouvre cette cavité à sa partie supérieure. Le cercle osseux périlympanal est ensuite supprimé à la gouge d'avant en arrière. On aperçoit au niveau du seuil de l'aditus et en dedans de l'enclume quelques fongosités difficiles à enlever à la curette. Résection du massif osseux du facial.

Plastique du conduit à grand lambeau inférieur. Suture de la plaie rétro-auriculaire, et pansement de la cavité opératoire à la gaze.

Durée de l'opération, une heure.

Suites opératoires. — *Le* 29 *octobre.* — Premier pansement : ablation de la mèche et tamponnement à la gaze.

La chaîne des osselets est bien visible.

Le 5 novembre. — Les lavages de l'attique au sérum pratiqués à chaque pansement journalier sont supprimés. Les régions de l'antre, de l'aditus et de l'attique bourgeonnent rapidement : la chaîne des osselets n'est déjà plus visible.

Un léger écoulement purulent persiste par la perforation tympanique.

L'audition à la voix basse est maintenant de 1 mètre.

Le 15 novembre. — Épidermisation de la cavité mastoïdienne en bonne voie. La suppuration par la perforation tympanique continue. Pansements à l'acide borique.

Le 19 décembre. — L'épidermisation de la cavité mastoïdienne, de la région de l'aditus et de l'attique est terminée. La chaîne des osselets est invisible. Mais la suppuration continue toujours par la perforation tympanique. Lorsque l'on renouvelle les pansements tous les trois jours, le pus s'accumule dans le sillon prétympanique : il est très fétide. Il doit y avoir un point d'ostéite en dedans de l'enclume.

On reprend les lavages à la canule de HARTMANN et les pansements à l'alcool boriqué.

Cette suppuration tenace persiste jusqu'au 10 mars 1915. A cette date l'oreille est sèche, mais les pansements durent depuis près de cinq mois !

Le 15 avril 1915. — Reprise de l'écoulement depuis quelques jours. Le pus est encore fétide. Comme le petit malade ne peut revenir se faire panser régulièrement, nous lui ordonnons des gouttes d'alcool boriqué matin et soir dans l'oreille droite.

Le 20 mars. — Le malade revient : la perforation tympanique est obstruée par une croutelle que nous détachons : la perforation semble sèche.

L'audition pour la voix basse s'est améliorée : celle-ci est perçue à 2 m. 50.

Le diapason de 64 V. D. est également perçu.

Chez ce malade, l'opération ne semble avoir eu qu'une très médiocre influence sur la suppuration; les lésions qui siègent dans la caisse et l'attique interne n'ont pu être atteintes.

L'audition a été améliorée : mais que deviendra-t-elle si l'ostéite progressant amène la rupture de la branche descendante de l'enclume?

———

OBSERVATION VI

Henri D..., 34 ans, infirmier, vient consulter le 27 février 1915 à l'hôpital Saint-Antoine pour une suppuration de l'oreille droite.

Depuis l'âge de 15 ans, il est sourd de l'oreille gauche.

L'audition de l'oreille droite jusqu'à ces derniers temps est restée très bonne. C'est au mois d'août 1914 qu'il remarqua un léger suintement de cette oreille : peu à peu l'ouïe s'affaiblit. Mobilisé, aucun traitement ne put être appliqué : l'écoulement continua intermittent sans provoquer de douleurs.

Examen :

Oreille gauche. — Tympan très épaissi, adhérent au fond de caisse; manche du marteau très incliné.

Audition. — Voix basse à 10 centimètres.
Diapasons de 32, 64, 128 V. D. non perçus par la voie aérienne.
WEBER : latéralisé à droite.
RINNE : négatif.
Limite supérieure des sons, 12.000. Vibrations.
Labyrinthe postérieur normal.

Oreille droite. — Tympan un peu épaissi et légèrement tuméfié dans
la partie supérieure avoisinant le cadre tympanal en arrière du manche
du marteau.

Partie inférieure normale, gris-blanchâtre.

Perforation de la membrane de SHRAPNELL de 3 millimètres de diamètre par où passe une petite masse cholestéatomateuse : celle-ci
enlevée, on voit le mur de la logette atteint et en voie d'élimination.

Un stylet recourbé introduit par cet orifice reconnaît un attique
externe assez vaste ; le col du marteau est rugueux.

Le valsalva ne passe pas.

Le fond de la perforation est semé de petites masses granuleuses.

Audition. — Voix basse, à 10 centimètres.
Diapason 32 V. D. non perçu.
RINNE : négatif.
GELLÉ : positif.
Limite supérieur des sons : 16.000. Vibrations.
Labyrinthe postérieur normal.

Du 27 février au 12 mars. — Le malade est soumis à un traitement
auriculaire médical :
Lavages de l'attique ;
Cautérisation à l'acide chromique ;
Pansements à l'alcool boriqué.

Aucune amélioration au bout de douze jours.

Comme l'oreille gauche paraît définitivement inutilisable, et que du
côté droit, la tuméfaction du tympan dans le quadrant postéro-supérieur
semble indiquer que l'enclume est sur le point d'être atteinte, on
décide d'intervenir chirurgicalement.

Le malade entre salle Isambert, lit n° 3.

Le 13 mars. — *Atticotomie transmastoïdienne*.
Anesthésie au chloroforme.

Incision rétro-auriculaire, décollement du pavillon et du conduit
membraneux.

Protection de la membrane du tympan par un tampon de gaze.

Trépanation de l'antre : celui-ci est petit, tapissé par une muqueuse
exubérante.

6

On enlève la paroi externe de l'additus : à ce moment apparaissent des lamelles cholestéatomateuses.

On attaque la voûte du conduit et l'on crée une petite plate-forme; à sa partie supérieure une gouge de 3 millimètres creuse une tranchée qui isole un cercle osseux péri-tympanal. Section du pont en avant de la tête du marteau et résection de bas en haut de sa partie postérieure.

L'attique externe est plein de cholestéatome que l'on enlève à la curette. La tête du marteau n'est pas au contact immédiat de la paroi interne de la caisse car l'enclume qui y est accolée la retient dans son déplacement en dedans; l'isthme attico-tympanique a disparu.

L'enclume et le marteau paraissent intacts.

Résection du massif osseux du facial.

Plastique du conduit à grand lambeau inférieur.

Suture rétro-auriculaire.

Tamponnement lâche de la cavité opératoire à la gouge.

L'opération a duré 1 h. 10.

Suites opératoires. — Le 15 mars. — Premier pansement : saigne très peu.

Lavage de l'attique au sérum tiède.

La chaîne des osselets apparaît nettement.

L'audition est très améliorée : il entend la voix basse à 60 centimètres; les malades de son entourage ont remarqué cette amélioration post-opératoire immédiate.

Les 16, 17, 18 et 19 mars. — Pansements quotidiens avec lavages de l'attique au sérum.

De petites lamelles de cholestéatome situées en dedans de la tête du marteau sont assez difficiles à détacher.

Bon aspect de la plaie qui commence à bourgeonner.

L'audition de la voix basse se maintient à 50 centimètres.

Le 25 mars. — Les lavages sont supprimés.

Les osselets sont recouverts de bourgeons : le tympan est encore infiltré.

La cavité de l'antre et de l'additus se comble.

On panse à l'acide borique.

Le 10 avril. — La cavité mastoïdienne est comblée en partie et épidermisée, mais au niveau de l'enclume et de la tête du marteau un léger suintement persiste.

Le malade n'est plus pansé que deux fois par semaine.

Le 15 mai. — Même état : un léger suintement liquéfie l'acide borique.

Pansement une fois par semaine.

Le 13 juin. — L'oreille est complètement sèche.

L'enclume et la tête du marteau sont englobées dans du tissu conjonctif; le col est libre.

Le tympan a repris son aspect gris normal.

L'audition à la voix basse est de 50 *centimètres*.

Le résultat sur la suppuration est excellent.

L'audition augmentera vraisemblablement d'ici quelques mois au fur et à mesure que la gangue conjonctive qui entoure les osselets se résorbera.

CONCLUSIONS

1° Lorsque pour traiter une suppuration chronique de l'oreille moyenne, nous devons intervenir chirurgicalement, nous avons actuellement à choisir entre deux opérations également mutilantes : l'ossiculectomie ou l'évidement pétro-mastoïdien; elles suppriment toutes deux le tympan et la chaîne des osselets. La perception des sons graves disparaît, et l'acuité auditive pour la voix basse est réduite environ des neuf dixièmes de sa valeur normale.

2° De nombreux auteurs considérant que la principale cause de l'échec du traitement médical réside dans l'impossibilité d'assurer un bon drainage de l'étage postéro-supérieur de l'oreille moyenne et de faire agir directement sur les surfaces malades les substances médicamenteuses, proposèrent un procédé mixte : l'abord chirurgical des lésions qui rendrait plus facile leur traitement médical consécutif.

'Deux procédés opératoires permettent d'atteindre ce but :

a) *L'opération radicale modifiée* qui ouvre l'antre, l'aditus et permet de traiter ensuite médicalement l'attique par la brèche mastoïdienne;

b) *L'opération radicale conservatrice* qui ouvre l'antre, l'aditus et l'attique externe.

Ces dénominations de Radicale modifiée ou conservatrice ne conviennent pas pour deux raisons.

Théoriquement, parce que ces opérations ne comportent pas les caractères distinctifs du groupe cure radicale.

Pratiquement, parce que cette identité d'appellation semble entraîner une confusion dans les indications opératoires.

Nous proposons pour ces deux procédés une dénomination anatomique :

Pour le premier, *celle de trépanation mastoïdienne élargie.*

Pour le second, *celle d'atticotomie transmastoïdienne.*

3° Pour apprécier la valeur thérapeutique de ces deux opérations, il faut considérer leur action sur la suppuration et sur l'audition.

a) *Action sur la suppuration.*

Le but de ces opérations est d'exposer largement les surfaces malades et de permettre la cicatrisation grâce à la suppression de la rétention purulente et à l'application locale de topiques médicamenteux : acide chromique, chlorure de zinc, acide borique.

Dans quel cas ce but est-il atteint ?

1° *Dans les suppurations attico-antrales avec perforation de la membrane du tympan*, les lésions sont situées dans l'antre, dans l'aditus, *dans l'attique interne*, c'est-à-dire sur la paroi interne de la caisse et la face interne de la cloison ossiculaire, dans les étages moyen et inférieur de la caisse, surtout au niveau de la niche de la fenêtre ovale et du sinus tympani.

Ni la trépanation mastoïdienne élargie, ni l'atticotomie transmastoïdienne, ne peuvent exposer la totalité des lésions.

Celles qui sont dans l'antre et dans l'aditus peuvent être supprimées : mais la fente attico-tympanique et la caisse constituent un trajet fistuleux qui continue à suppurer.

Le traitement logique, l'ouverture du trajet, nécessite l'ablation de l'enclume, du marteau et du tympan : c'est-à-dire l'évidement complet.

2° Dans les suppurations attico-antrales avec perforation de la membrane de SHRAPNELL les lésions sont situées dans l'antre, dans l'aditus et dans l'attique externe, c'est-à-dire sur la face interne du mur de la logette et la face *externe* des osselets : l'attique interne a disparu et la caisse du tympan est protégée par la cloison ossiculaire déplacée.

La trépanation mastoïdienne élargie, sans action sur l'attique ne peut suffire encore ici.

Par contre l'atticotomie transmastoïdienne, ouvrant toutes ces cavités en fait disparaître toutes les parois externes. Il ne reste que les parois internes et supérieures qui peuvent être curettées : seule la cloison ossiculaire doit être respectée; mais sa face externe, siège possible des lésions, est bien exposée et se trouve dans des conditions favorables pour se cicatriser spontanément ou sous l'action d'un traitement modificateur.

3° Dans les suppurations antrales pures avec fistule de Gellé les lésions sont localisées à la mastoïde : l'attique et la caisse du tympan restent intacts.

La trépanation mastoïdienne élargie qui supprime toutes lésions dans ce territoire acquiert la valeur d'une cure radicale.

b) *Action sur l'audition.*

1° Dans les suppurations attico-antrales avec perforation du tympan. — En supposant que ces procédés puissent tarir la suppuration, l'audition reste très compromise pour deux raisons :

La première, c'est que la nécrose de la branche descendante

de l'enclume que l'on rencontre dans 80 p. 100 de ces cas a rompu la continuité de la chaîne des osselets : l'enclume, le marteau et le tympan sont sans action sur l'étrier ; au contraire, ils peuvent même intercepter les ondes sonores qui, sans eux, frapperaient directement la fenêtre ovale.

La seconde, c'est que les brides cicatricielles au niveau de la fenêtre ovale diminueront la mobilité de l'étrier ou l'immobiliseront.

2° Dans les suppurations attico-antrales avec perforation de Shrapnell. — L'audition ne peut être qu'améliorée. Tout l'appareil transmetteur situé dans l'étage moyen de la caisse est resté intact.

L'opération n'a amené aucune *nouvelle* modification dans la statique des osselets.

3° Il en est de même dans les cas de suppuration mastoïdienne pure avec fistule de Gellé.

4° Les indications opératoires sont donc très restreintes :

a) *La trépanation mastoïdienne élargie n'a qu'une seule indication : les suppurations antrales fistulisées dans le conduit;*

b) *L'atticotomie transmastoïdienne* n'a également qu'une seule indication : *les suppurations de Shrapnell pures.*
Trois circonstances cependant s'opposent à l'application de ce procédé :

α) *L'état général mauvais :* débilité, vieillesse, diabète, tuberculose;

β) *La présence d'une complication aiguë* ou la propagation des lésions aux organes voisins;

γ) *La coéxistence d'une perforation tympanique.*

5° La technique opératoire ne présente de difficultés qu'au moment de l'ouverture de l'attique externe où l'on peut craindre la luxation de l'enclume.

Cette partie de l'opération est facilement réalisable si l'on adopte cette méthode :

1° *Amincir le plus possible la paroi externe de l'attique avant son ouverture,* en évitant les coups de maillet trop vigoureux;

2° *Ouvrir d'abord l'attique au-dessus du bord supérieur de la cloison ossiculaire;*

3° *Sectionner le « pont » en avant de la tête du marteau;*

4° *Réséquer la partie supérieure du cache osseux périlympanal et tenir la gouge, au niveau des osselets, toujours parallèlement à leur surface externe.*

BIBLIOGRAPHIE

ADAIR-DIGHTON. — The treatment of suppurative middle ear and mastoïd disease by means of the conservative mastoïd operation. (HEATH'S.)

BALLANGER. — The Heath mastoïd operation werebey the disease sicured an hearing restored. *Illinois Medical journal*, march 1908.

BLANCO. — Etude d'anatomie médico-chirurgicale de l'attique. *Thèse*, Paris, 1911.

E. PAUL-BONCOUR. — L'évidement pétro-mastoïdien partiel. *Annales des maladies de l'oreille*, mars 1913.

BOTEY. — Evidement conservateur de l'oreille dans les otorrhées chroniques. *Archives internationales de laryngologie*, 1909 et 1910 et *Annales des maladies de l'oreille*, 1910.

CONGRÈS INTERNATIONAL D'OTOLOGIE. — Boston, 1912. *Comptes rendus.*

M. CUEN SMITH. — Exhibition of cases illustrating the resulth of the socalled Heath operation. *Revue hebdomadaire de laryngologie*, mars 1910.

ELLET. — The Heath operation for chronic aural suppuration. *Laryngoscopie,* 1909.

HEATH. — 1° The restoration of hearing after removal of the drum and ossicles by a modification of the radical mastoïd operation for suppurative ear disease. *The Lancet*, 1904, page 1767.

— 2° The cure of chronic suppuration of the middle ear without removal of the drum membrane and ossicles. *The Lancet*, august 1906.

— 3° The treatment of chronic suppuration of the middle ear without removal of the drum membrane and ossicles. *The Lancet*, april 1907.

KOPETZKY. — Modified radical mastoïd operation. A critique. *Transactions of american laryngological Society*, 1909, page 458.

LERMOYEZ et BOULAY. — *Thérapeutique des maladies de l'oreille.*

LUC. — *Leçons sur les suppurations de l'oreille.*

G. Mahu. — De l'évidement pétro-mastoïdien partiel avec conservation du tympan et des osselets. *Annales des maladies de l'oreille*, septembre 1910.

Oppenheim. — The conservation of hearing in the radical mastoïd opération. *Medical Record*, janvier 1909.

Plummer and Harris Mosher. — A report of the results of seven cases operated upon by Mr. Heath. *Transactions of the American otological Society*, 1913.

Richard. — The socalled conservative mastoïd operation, With a description of the technic of Heath, Bondy and Siebenmann. *Annals of Otology*, september 1911.

Sohier-Bryant. — 1° Opération radicale modifiée. *Laryngoscope*. Saint-Louis, octobre 1905.

— 2° Opération radicale modifiée. *Annals of Otology*. New-York, february 1906.

— 3° Opération radicale modifiée. New-York, *Medical Journal*, octobre 1906.

— 4° Opération radicale modifiée. Congrès de Boston, 1912. *Comptes rendus*.

Turner. — Two patients after the mastoïd opération with preservation of the tympanic membrane and ossicles. *Revue hebdomadaire de laryngologie*, février 1909.

B — 9384 — Lib.-Imp. réunies, 7, rue Saint-Benoît, Paris.

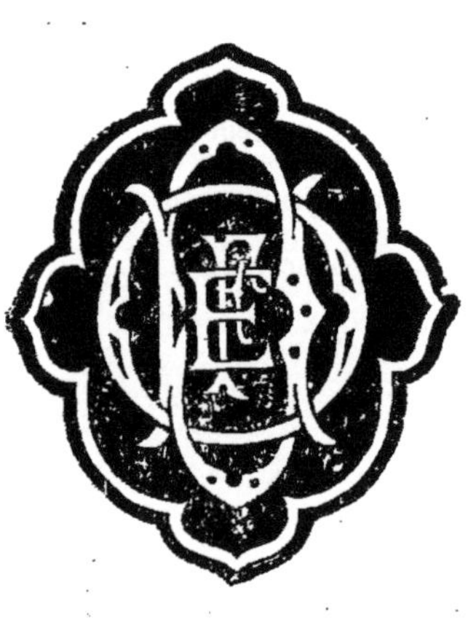